U0030049

臺大醫院 COVID-19 防疫全紀錄

那些病毒教我們的事

臺大醫院院長 吳明賢 總策劃
臺大醫院 公共事務室 企劃執行
鄭碧君 採訪撰述

目錄 Contents

PART 1 疫情起

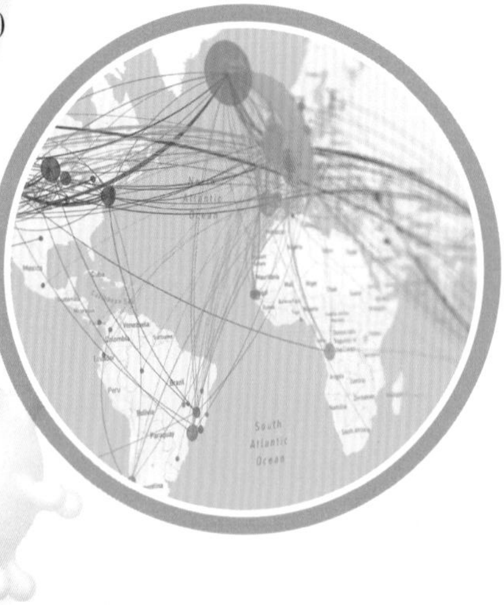

PART 2

強而有力的後勤支援

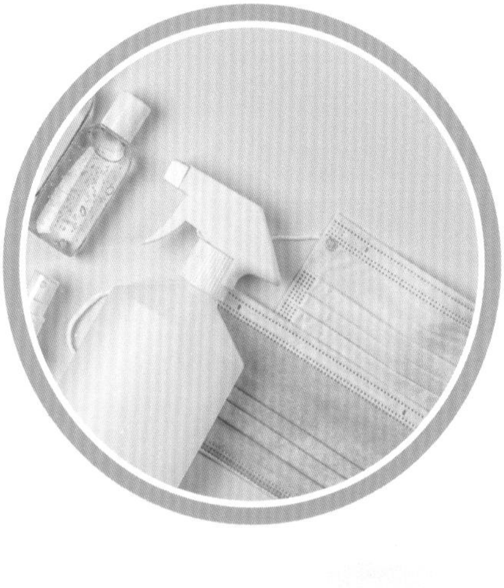

PART 3
全民免疫力大戰：疫苗施打

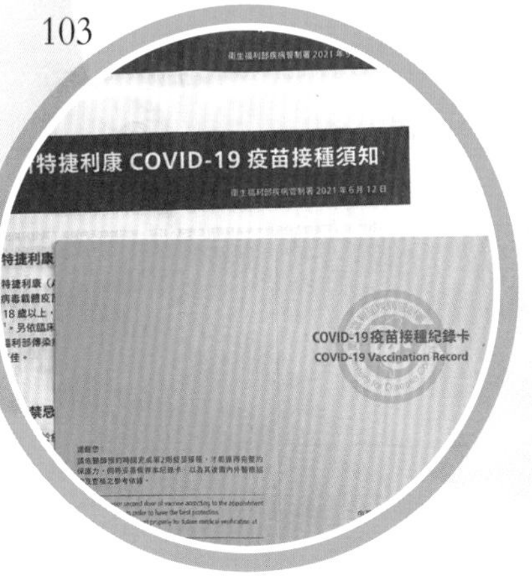

PART 4

疫情進入社區，本土確診大爆發

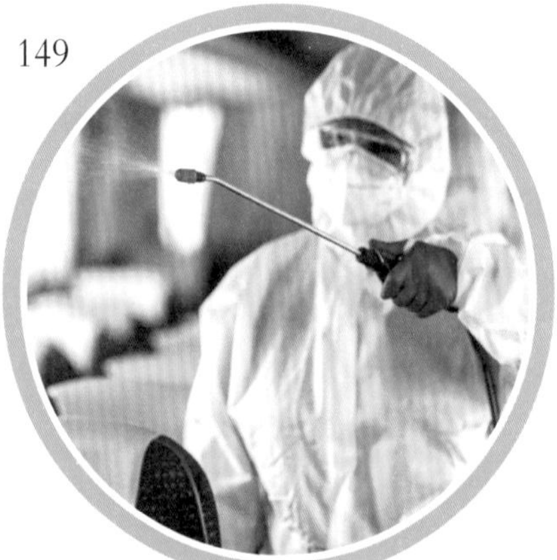

PART 5

這場看不見的戰爭，翻轉了醫療產業

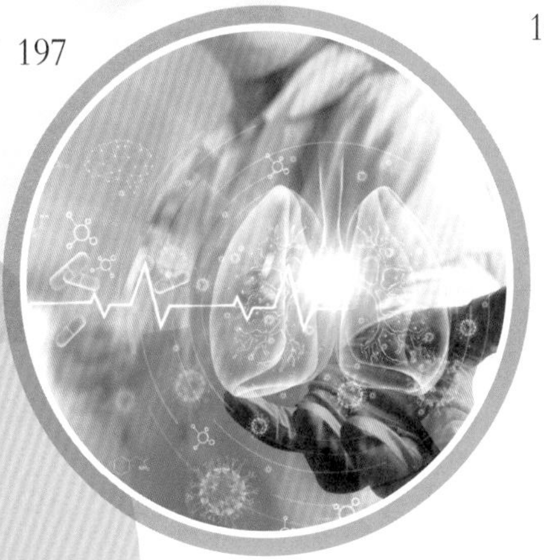

總策劃序

吳明賢
臺大醫院院長

前事之不忘，後事之師

全球新冠疫情大流行來到第3年，隨著疫情的爆發、延燒、趨緩，又因病毒的變異再度擴散、蔓延，幾個回合下來，大家的心情彷彿三溫暖般，起起伏伏，也使人類各方面遭受到巨大的衝擊。其中，尤其是醫療型態面臨了極大的改變。

從比較正面的影響來看，過去可能只在某些特殊時空背景才會使用到的遠距醫療、智慧化醫療，都在疫情催化下被提早運用。此外，在抗疫過程中有很多面向值得我們深思。我想這段時間大家更能夠深切的體認到健康是一切的根本，假如一個人不能健康地生活，其他都是空談。而醫院固然會守護群眾的健康，但能夠讓人們變得更健康，只有自己本身。

疫情是一面照妖鏡，無論是人性或制度都在這段時間裡被清清楚楚地映照出來。面對疾病，大家常說台灣有健保所以不用擔心，但也正是因為健保制度的關係，使得醫療體系無法保持彈性與韌性。在還未爆發疫情時，醫療院所的醫療量能說實在已相當緊繃；待疫情來襲，足以處理突發狀況的能量就會更有限。癌症、罕病或其他疾病不會因為COVID-19的出現而不存在，醫院既要增加專責病房的占比，但另一方面還有非COVID-19的病人要照顧，這中間要是醫護人員染疫了，人力就更加吃緊。因此，包括醫療制度、健保制度、醫學教育或是醫師的養成等等，都必須再重新思考、改變。當然，沒有一個制度是完美的，但我衷心企盼擬定政策的政治人物或醫界的領導者，務必要傾聽並考慮站在醫療現場第一線的人所提出的意見。

假如說新冠疫情對醫療系統而言是個考試，就結果來看我們可以說已經通過了測試。但是，考試的目的絕不僅僅是要求通過而已，更重要的是要檢視有哪些不足的地方，並做出改善。希望藉由這本書的出版，能提醒民眾正確的防疫概念，繼續適應與病毒共存的新生活模式，同時也將臺大醫院的抗疫經驗分享給政府或醫療機構的專業人士做為參考，避免歷史一再重演。

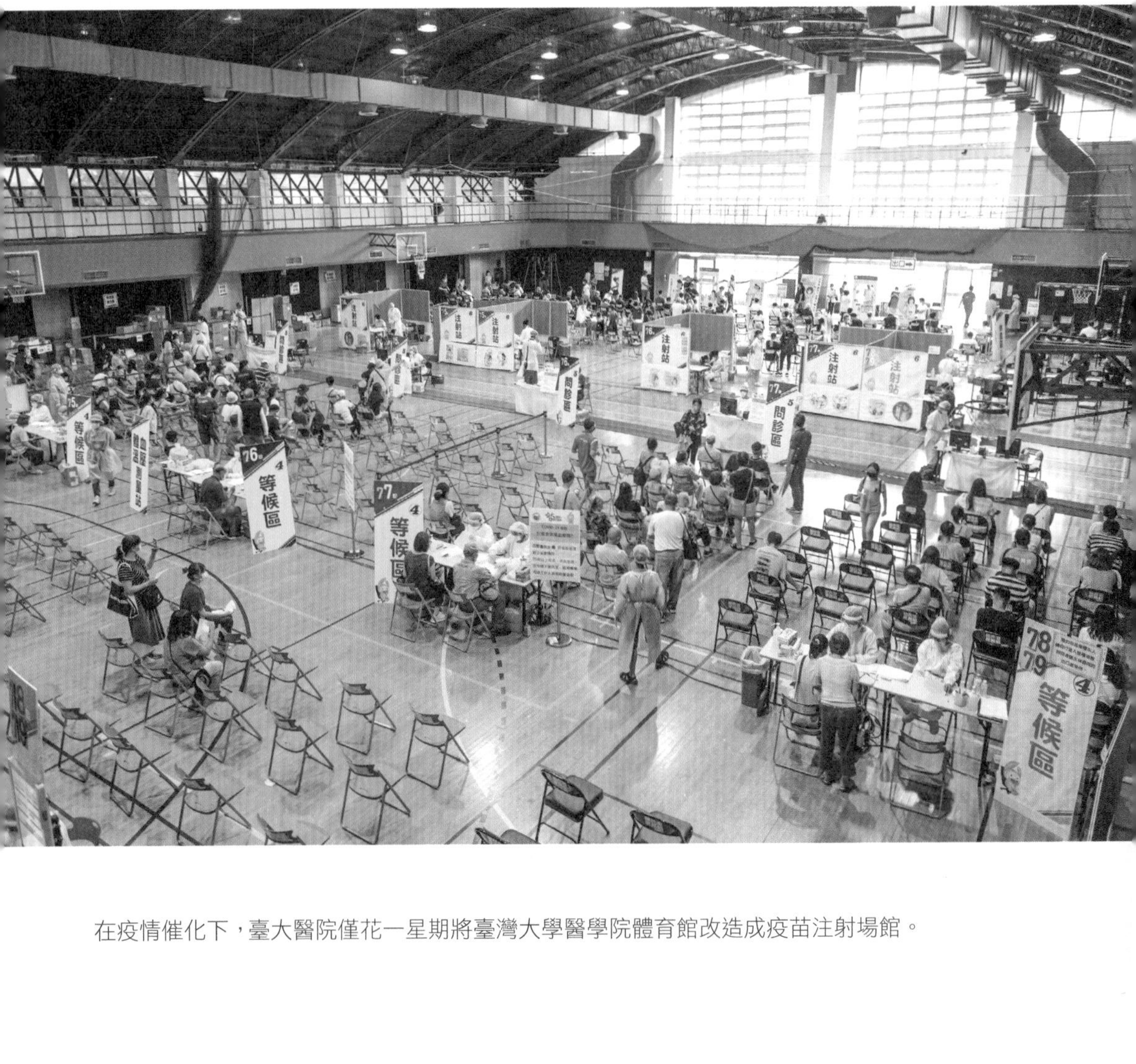

在疫情催化下，臺大醫院僅花一星期將臺灣大學醫學院體育館改造成疫苗注射場館。

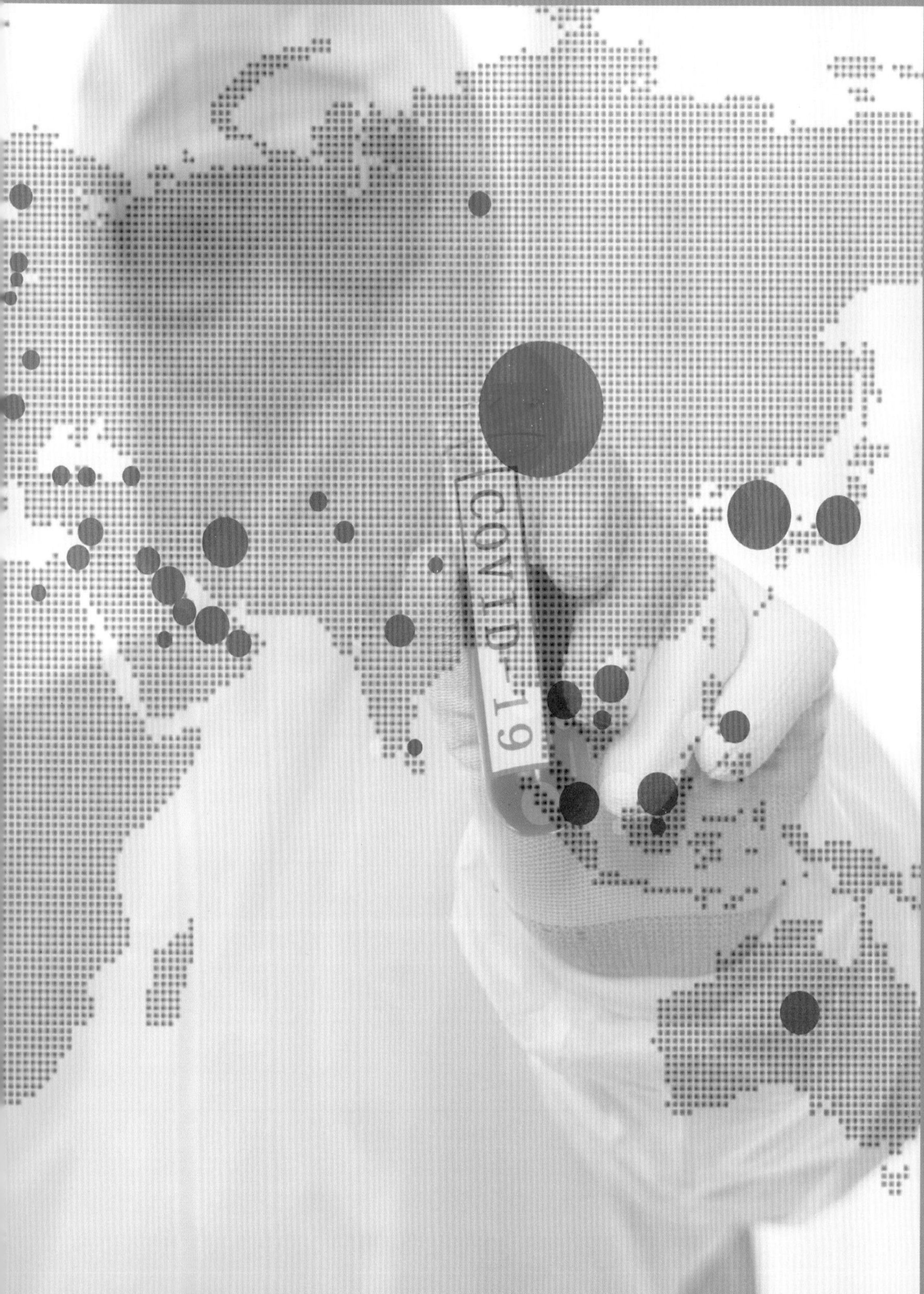
COVID-19

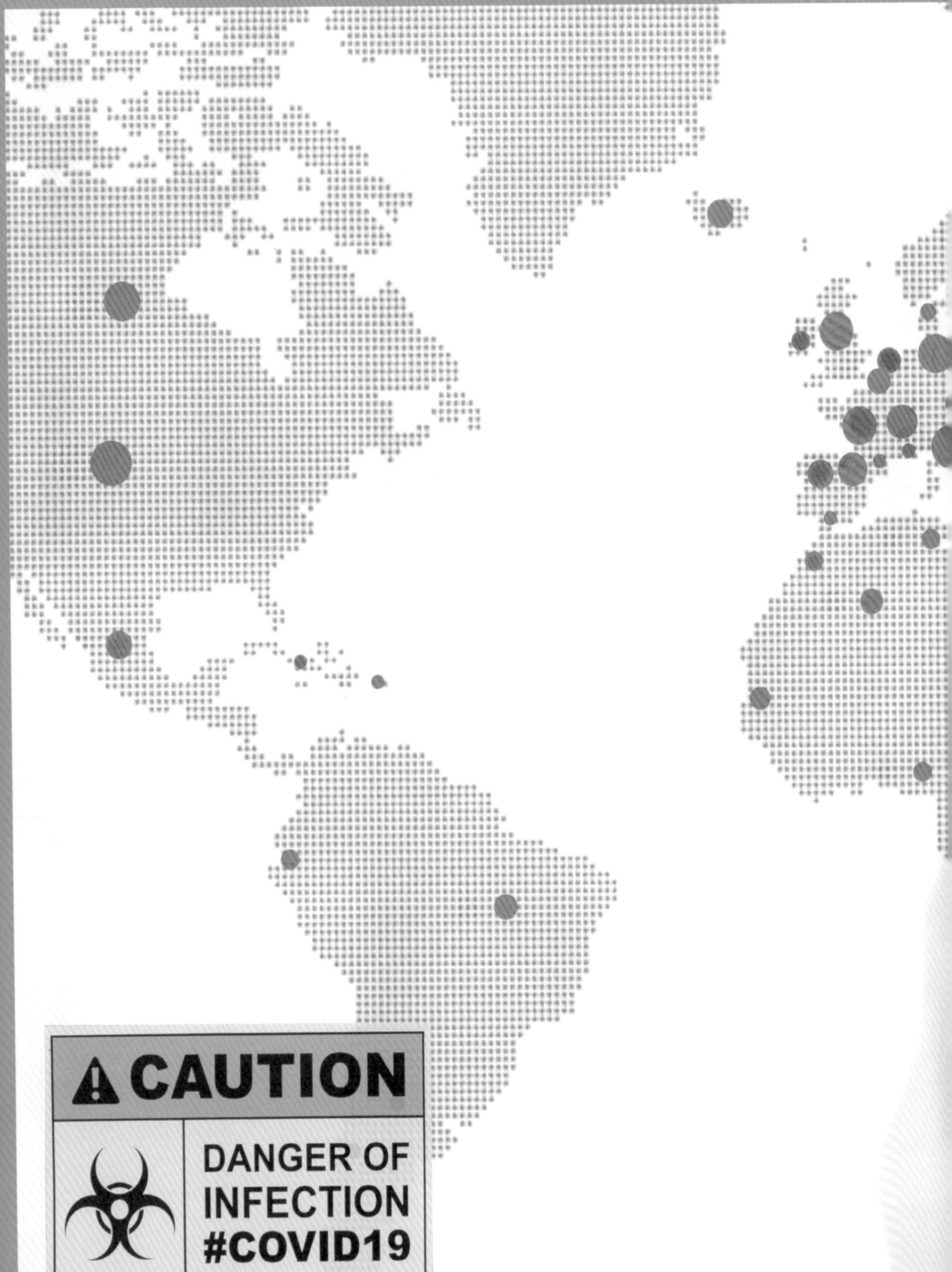
CAUTION
DANGER OF
INFECTION
#COVID19

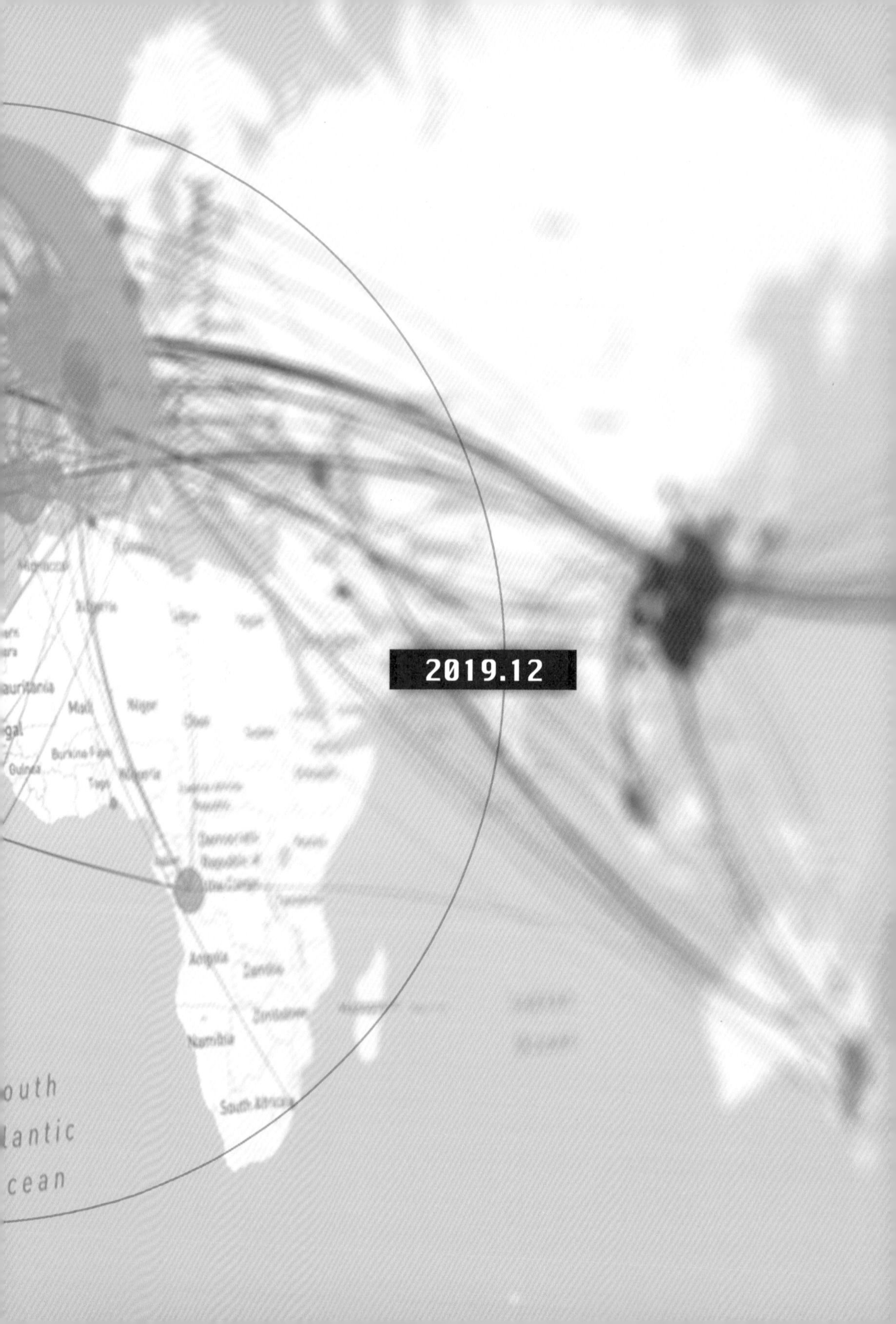

2019.12

PART 1
疫情起

這是一場仍處於現在進行式、不分國界的人類與病毒之戰，也是臺大醫院院長吳明賢口中所說的「無硝煙戰爭」。

二〇一九年十二月，中國湖北武漢市發現多起不明原因的肺炎感染案例，患者出現發燒、乾咳、四肢乏力、疲倦等不適，偶爾伴隨腹痛、腹瀉等腸胃道症狀，初期被認為和武漢的華南海鮮市場有關。中國官方至隔年的一月九日方才正式公布此一病毒性肺炎疫情的病原體為新型冠狀病毒，接著疫情迅速在中國許多省份與城市蔓延開來，並且因全球交流頻繁已擴散至世界多個國家。同時也證實了病毒最主要的傳播方式為人傳人，遂逐漸演變成一個對全世界人類健康、經濟、生活影響甚鉅的巨大威脅。

二〇二〇年一月三十日，世界衛生組織（World Health Organization, WHO）公布將中國新型冠狀病毒疫情列為國際公共衛生緊急事件（PHEIC）；二月十一日正式將此新病毒所引發的疾病命名為新冠肺炎「COVID-19」（Coronavirus Disease-2019）。國際病毒學分類學會則把此一病毒稱為SARS-CoV-2（Severe Acute Respiratory Syndrome Coronavirus 2）。

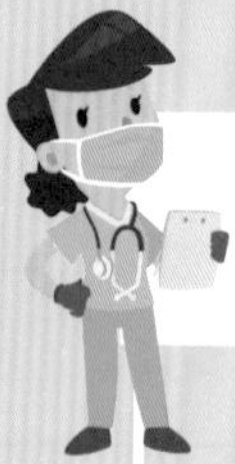

本單元受訪者名單

（以下排列根據內文首次出現先後順序）

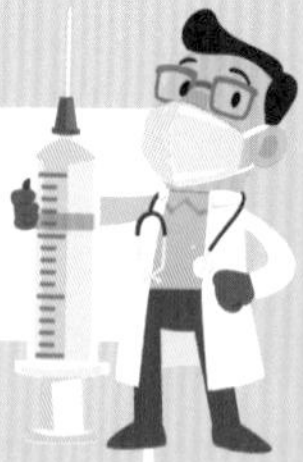

陳石池－臺大醫院前院長
陳宜君－臺大醫院感染管制中心主任
趙于萱－臺大醫院公共事務室主任
吳明賢－臺大醫院院長
陳世杰－臺大醫院影像醫學部主任
簡淑芬－臺大醫院感染管制護理師
楊靜鈺－臺大醫院門診護理長
黃瑞明－臺大醫院影像醫學部醫事技術長
黃建華－臺大醫院急診醫學部主任
洪儀珍－臺大醫院感染管制護理師
張上淳－臺灣大學副校長／COVID-19 中央流行疫情指揮中心專家諮詢小組召集人
潘玫燕－臺大醫院 5E3 專責病房護理長
胡文郁－臺大醫院護理部主任
林綉珠－臺大醫院護理部副主任
劉旺達－臺大醫院感染科主治醫師
邵沛瑜－臺大醫院 5E3 專責病房護理師
童宇鴻－臺大醫院內科部住院醫師
古世基－臺大醫院內科加護病房主任
陳姵蓉－臺大醫院 6E1 加護病房護理師
沈書甄－臺大醫院 6E1 加護病房專科護理師
林孟璇－臺大醫院 6E1 加護病房護理師
龔淑櫻－臺大醫院 6E1 加護病房護理長
丁　菱－臺大醫院感染管制醫檢師
黃織芬－臺大醫院藥劑部主任
周文堅－臺大醫院檢驗醫學部主任
張淑媛－臺大醫院檢驗醫學部副主任

● 註：受訪者之部門與職稱以疫情期間為準

每日召開疫情會議，提前盤點防疫量能

二〇二〇年的一開始就很不平靜，因為新型冠狀病毒導致的疫情延燒世界各國，儘管台灣在良好的邊境管制及民眾願意配合做好防疫措施之下，成功圍堵病毒入侵長達數月，比起其他國家疫情相對控制得宜，臺大醫院內部更是早已未雨綢繆，緊鑼密鼓地展開各項防疫工作。

時間回到同年元月二日，院方主動發訊息給全體同仁，提醒必須關注在中國武漢的肺炎感染事件。而在時任院長陳石池的帶領下，更是機警地於農曆過年前兩天的一月二十三日傍晚，啟動了首次院級疫情中心會議。臺大醫院感染管制中心主任陳宜君說明，接下來的過年長假若臨時需大規模啟動防疫作為時，將很難將人員召回，因此建議在這個時間點召開第一次會議。而本來應由感染管制中心督

導副院長余忠仁主持的會議，陳石池院長在知悉後亦非常積極、親自出席這場「啟動會議」。

「主要是有點擔心連假期間門診休診，只有急診照常，萬一發生什麼狀況，人員調度上會很困難，而臺大醫院是台灣十分重要的醫療機構，一定要先做好因應準備！」陳石池說。當時除了感染管制中心之外，包含安全衛生室、總務室、門診部、護理部、人事室及各部門重要主管也都共同參與商議。就連以往屬於後線支援團隊的人事室，也必須要在會議中報告。

既是要抗疫，諸如防疫物資、人員的訓練、床位是否足夠，各科部目前病房與病人的狀況如何、屆時哪些病房需優先做為專責病房，以及當有疑似或確診病人來到醫院該怎麼安排動線等，都透過每天不間斷的會議讓各個部門清楚掌握院內狀況，並迅速啟動急診及疫病門診以分流有風險的病人。雖然大家在面對新型態病毒時態度格外謹慎，嚴陣以待，但陳石池院長也說明因為曾經歷過二〇〇三年SARS（嚴重急性呼吸道症候群）風暴，這次許多臺大的醫療人員已不像當年因毫無概念而有過度恐懼的現象，對於感染防治經驗和臨床處理亦多能應對。他特別提到SARS過後，當年擔任院長的李源德出版專書，將臺大抗疫經驗與防範的應變措施一一記述下來，「像是相關感控措施、人員調度和防護裝備應注意的事項都有記載，這個傳承非常重要。」

公共事務室主任趙于萱指出，院方自農曆過年每天早上不分假日地開會部署應變整備計劃，直到六月一日後才將時間拉長為兩天一次，該月二十二日起則是每週一次。待隔年二〇二一年五月院內突發「工務室事件」，五月十九日至二十一日每天臨時緊急召開核心會議兩次，考量疫情嚴峻，於五月十九日下午起以視訊會議進行，五月二十二日起每天一次，至同年十月初疫情穩定後再改回每週一次。

藉由疫情會議的召開，不僅能在風雨欲來之際預先做準備，一一盤點院內的系統、物資、人力和作業流程，整合各單位力量動員應戰，影像醫學部主任陳世杰亦認為此舉能透明、即時地提供各項和疫情相關的正確訊息，具有安定人心、避免以訛傳訛的錯誤資訊。二〇二〇年八月從陳石池手中接任院長一職的吳明賢即提到，二〇二一年五月中旬COVID－19疫情進入社區大流行階段時，除了一週七天無間斷地召開疫情會議明瞭各個相關科部的現況與因應作為外，透過安全衛生室的報告也能得知院內每天有多少同仁請病假應注意或因出現呼吸道症狀而做檢查、檢查結果又是如何等等，掌握院內全體員工健康監測情形。同時吳明賢院長幾乎每一個禮拜均透過E－mail的方式，讓全院同仁能掌握各項疫情資訊、並且加強各部室溝通，「主要是讓大家都能了解過去一週時間裡發生了哪些事情，以及醫院為了保護同仁所採取的措施。」從會議召集、核心動員至院長的「每週一信」，其實也強調了團隊合作、同舟共濟的重要性，對抗病毒之法無他，惟攜手同心，織就一張緊密牢固的防疫網！

率先全國開辦疫病門診，藉分流降低散播風險

正因為過去有SARS的防疫經驗，臺大醫院非常迅速地在二〇二〇年一月

二十九日農曆大年初五這天，在位於西址院區右側緊鄰常德街的紅色建築物內開設全國第一家「疫病門診」。這棟建築早先用於兒童心理中心心理諮商用途，後作為行政辦公室使用，在SARS期間曾設立疫病門診，現在則是因應COVID-19來襲而再次重新啟動。

所謂的「疫病門診」乃是專門提供十四天內從陸港澳地區返台或有接觸史、且出現發燒或呼吸道症狀者看診，由感染科或胸腔內科專科醫師支援，並立即進行流感快篩及新型冠狀病毒的快速核酸檢驗。這個領先全國成立的疫病門診，不但設有專屬的掛號櫃台、抽血檢驗、X光機、護理師及領藥部門，一旦患者被檢出疑似確診，也會透過獨立通道進行後送，降低病毒傳播風險。

陳石池院長表示，「疫情期間人心惶惶，民眾都很害怕進到醫院可能染疫，所以必須從一開始就診就做好分流。」此疫病門診的空間是獨立明確的，人力配置則需多個部門共同投入，包括整合了內科、家庭醫學科和耳鼻喉科的醫師，也需要放射師、護理師、藥師及行政人員等的進駐。疫病門診團隊除了工作量額外增加之外，相對地也等同暴露在高傳染風險環境之中。「這時個人防護是最重要的，假使防疫措施不夠確實，就容易被感染。」

舉凡每一位疫病門診團隊成員該做什麼、防護裝備的穿脫流程，以及病患和工作人員的行走動線等等，各項感染管制須留意的細節都在院內感染管制中心的指導下，短時間且有步驟地完成運作。在

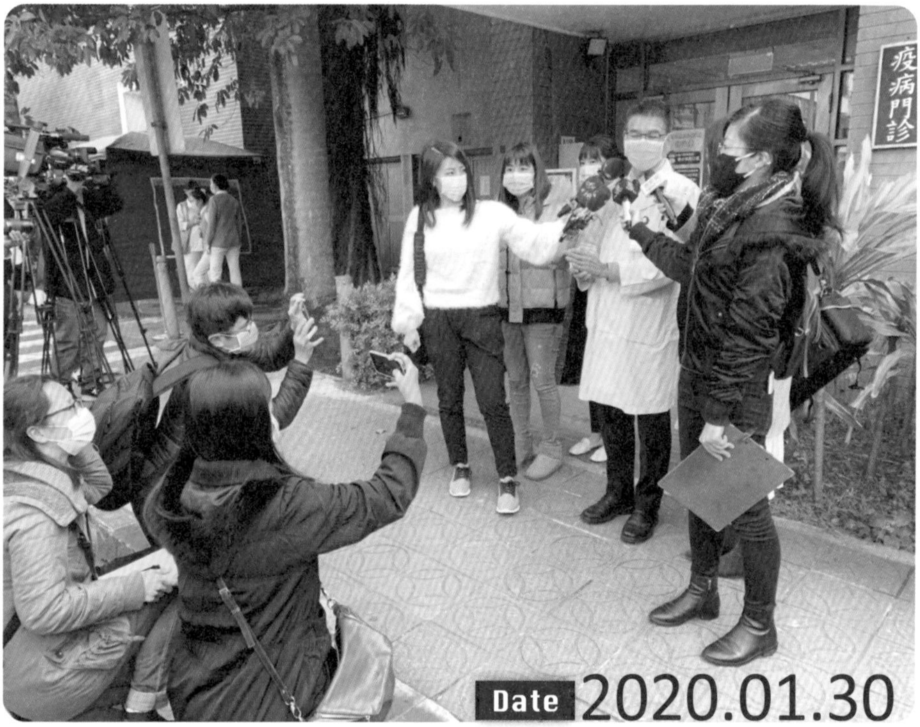

時任發言人王亭貴副院長針對「疫病門診」受訪説明。

設立專門的疫病門診之後，感染管制中心的感染管制護理師也需輪流每天到門診現場檢視並輔導個人防護設備（personal protective equipment, PPE）的穿戴和脫卸是否正確，「好讓每一位醫護同仁都能有信心上戰場、執行篩檢和診察，並且都能夠平安。」感染管制中心主任陳宜君說道。

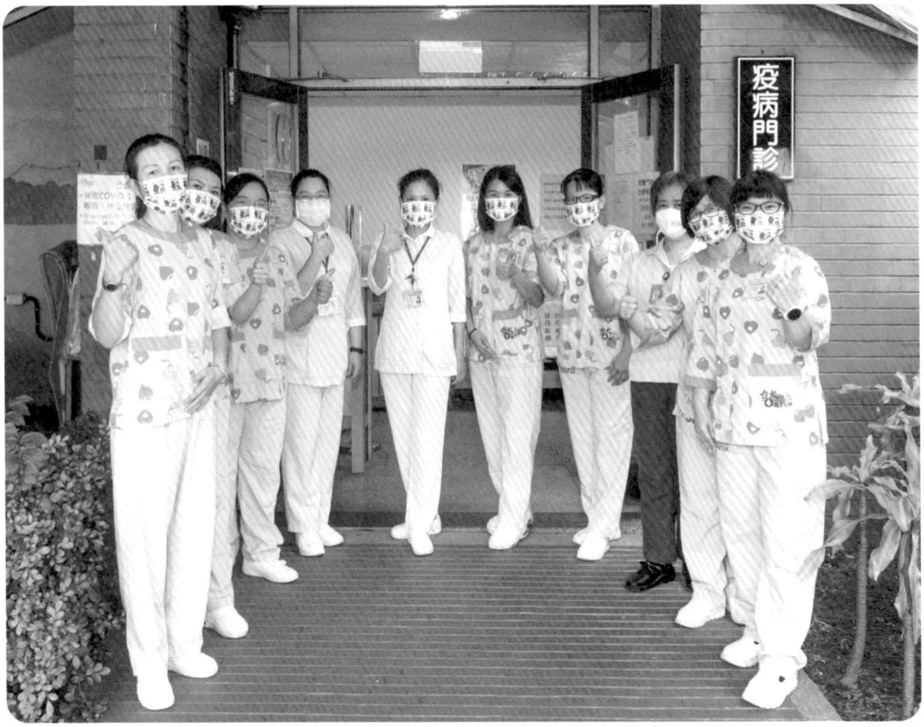

疫病門診設立後，全院不分單位、相互支援，共同為營造安全的就醫環境而努力。

感染管制護理師簡淑芬回憶疫病門診的成立，是許多科部室同心戮力的成果，從工作人員的進出動線、病人就診動線、設備的安置如診間桌椅、候診區、乾洗手設備、感染性垃圾、布服處理、負壓設備、移動式X光機、清潔外包配合環境清消等軟硬體的建置，均有賴大家包括內科部、護理部、總務室、工務室、影像醫學部、門診部等科部室的幫忙。更令人敬佩的是，那些必須在各個角落裡打掃、處理醫療廢棄物的清潔工作，也得運用現有人力來投入。「清潔人員的工薪原本就已經很微薄了，如今還要去做這份大家都不想去做的工作，但是沒想到還是有人自告奮勇表示願意協助，很讓人感動。」從疫病門診的設立開始，即可看到全院不分單位、相互支援，共同為營造安全的就醫環境而努力。

第一線支援疫病門診，初期護理人力大考驗

儘管受過醫療專業訓練，但乍然面對一個過去未曾出現、詭譎難測的病毒時，醫護人員不免恐懼，尤其是得在第一線隨時貼身照護病患的護理師。門診護理長楊

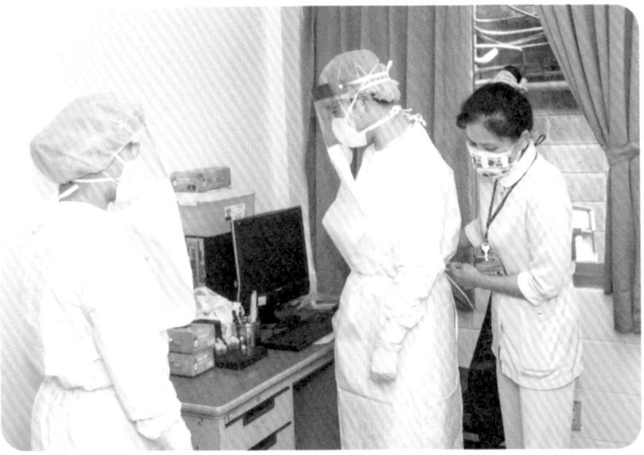
疫病門診檢查裝備。

靜鈺坦言，在疫情資訊未明之初，原本疫病門診預定需要十位護理師排班，但出於害怕僅有三個人在她萬般請託下方願意進駐。「但是這個任務的急迫性及需要性高，而對護理部而言，足夠的人手支援很重要，所以我第一個想到的就是運用電腦資訊科技簡化護理師的工作流程，把需要出勤支援的人員降到最少。」

另外，她說自己也不免擔心受到感染，特別是在看到就診時並未出現症狀，最後卻確診

的病人。由於曾經協助病人採檢，能實際體會護理人員的懼怕，楊靜鈺坦承只能盡最大努力化解這份不安。「初期其實護理同仁們最擔心的是配備問題。既然要人進去支援，所有他們需要的裝備就得給齊，而且必須是最高規格。」獲得足夠裝備之外，接下來還得兩兩一對反覆練習防護衣穿脫流程，並且把工作動線走過、看過一遍，確保工作上的安全，方能安心加入照顧病人的行列。

然而，一旦進到疫病門診的病人證實確診陽性之後，對患者本身、醫師及臨床照顧的護理師則又是很大的壓力了。「我們有護理師就被戳鼻子很多次啊！所以每次收到陽性確診訊息，該怎麼跟同事說我都先想好一整篇台詞。」楊靜鈺笑說，她會仔細詢問感管人員病人的 CT 值多少、了解傳染程度如何等等，腦中再模擬將消息傳達下去時，必須是明確但不致造成恐慌的口吻。不過也有護理人員過程中顯得十分鎮定，「當我一開口準備長篇大論，講沒幾句，就有同事直接說自己的防護做得很好、別擔心，我們不害怕……」

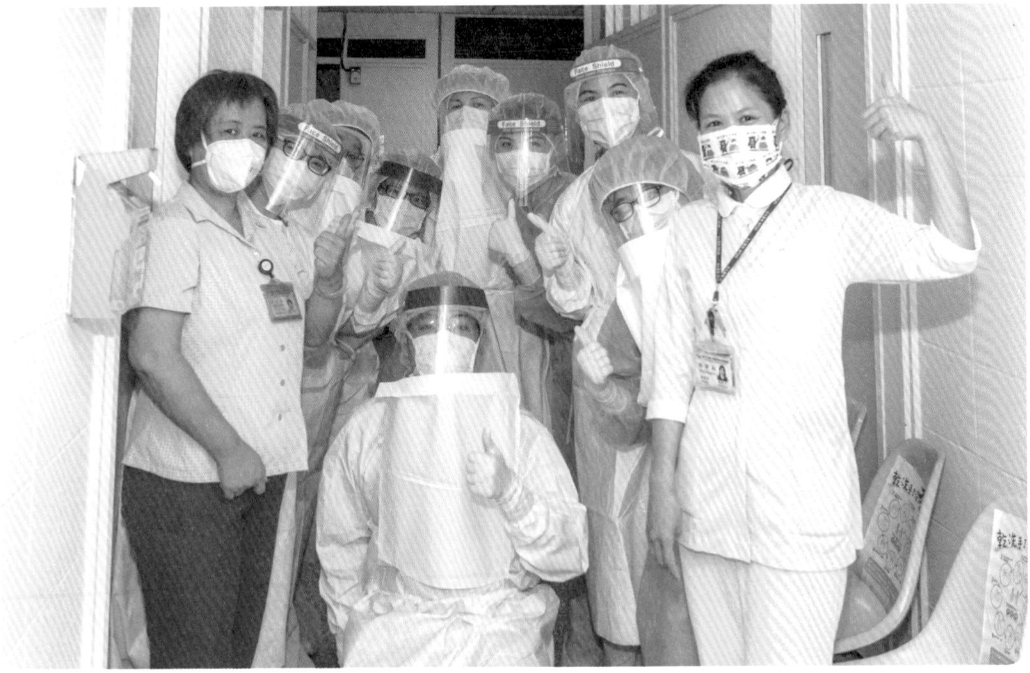

第一線隨時貼身照護病患的疫病門診工作團隊。

隨著COVID-19相關資訊逐漸明朗，大多數經由門診檢測呈陽性的病患後續恢復良好，護理人員的恐懼感降低後，參與疫病門診照護的意願度便提高了。「全程配戴N95口罩和穿著防護衣工作真的很辛苦，感謝院方有照顧到護理同仁們的身心靈，不但提供專門的休息室，也讓我們可以工作後有足夠休息時間，才能持續抗戰到現在。」楊靜鈺說道。

穿上隔離衣＋5公斤鉛衣，全副武裝的最前線放射師

除了醫師、護理師之外，另一個必須前進到疫病門診近距離接觸病患的，就是放射師。由於影像醫學部向來主要的工作內容是提供一般X光和斷層掃描（CT）、核磁共振（MRI）等影像檢查，和其他臨床照護單位相比，比較像是位居二線、後勤的角色，在疫情影響下不可避免地也必須站到前線。由於大家一開始對COVID-19的認識還不多，在抗原快篩PCR尚未普及時，第一步只能透過偵測

胸部X光分辨患者是否有新冠肺炎。影像醫學部主任陳世杰表示，「我們那時候也只知道是非典型的肺炎，和SARS很像這樣而已，放射師一樣得要全副武裝直接面對病人。」

「有時不只是站在第一線，而是前線的前線！」影像醫學部醫事技術長黃瑞明補充說明，醫師問診可能還有隔板保護，但是病人來到疫病門診時，

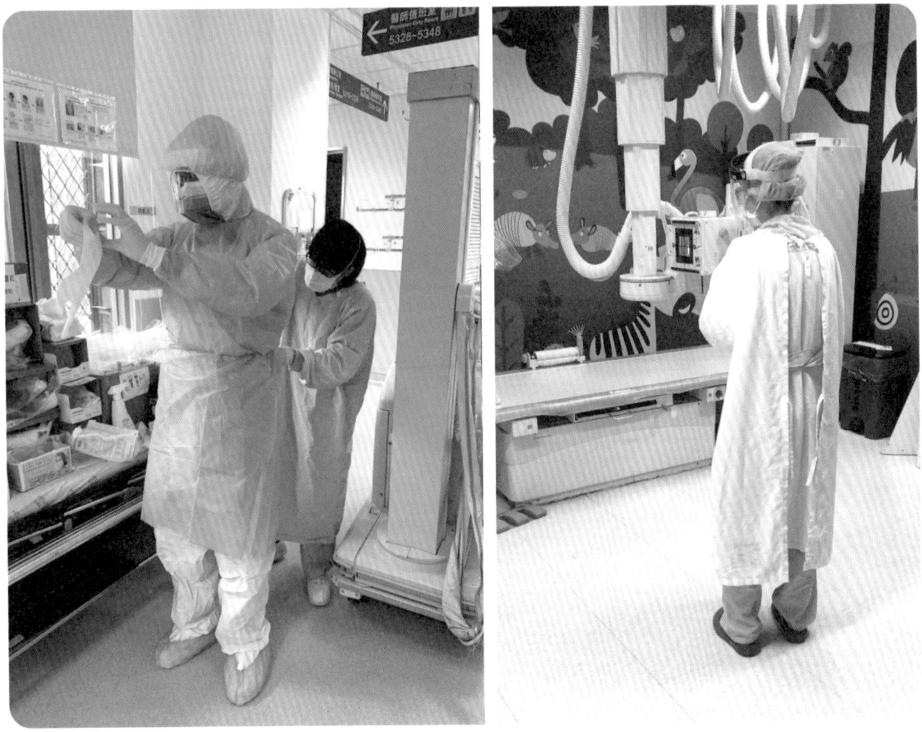

放射師執行照射時除了個人防護設備，還要護理師協助再穿上重達五公斤的鉛衣，協助病患進行檢查。

為了獲得所需影像，放射師要近距離安排患者擺位，兩人的間隔通常少於三十公分，有時碰到躺床的病人也得協助扶起。他回顧十九年前的SARS疫情，就有多位他院的放射師因為接觸病患而被感染，不過自己這次倒沒有太多擔憂，「因為主任和醫院都做了很妥善的規劃，但過程中更加小心謹慎是一定要的。」

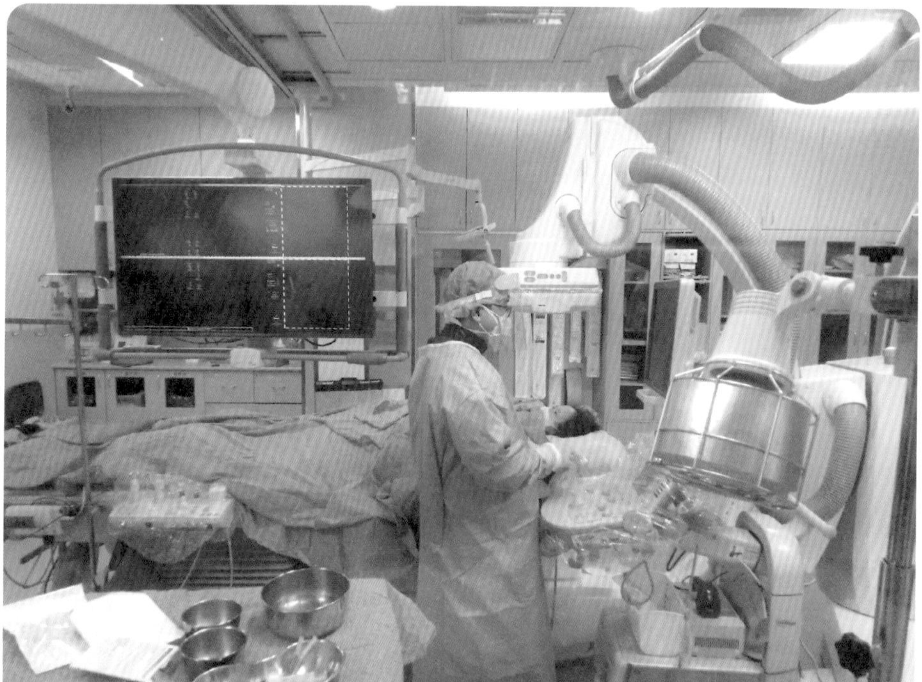

第一線執行照射任務的放射師，防護衣加鉛衣，只有汗水沒有淚水。

有別於一般醫護人員接近病患時需穿戴隔離衣、面罩和手套等標準個人防護裝備，放射師執行照射時還要再穿上重達五公斤的鉛衣，協助每位病患進行檢查與攝影後，所有儀器也要清消避免傳染。黃瑞明說：「每做一次檢查包括清消設備，都要二、三十分鐘左右，身上常常是濕了又乾、乾了又濕，甚至長出汗斑、汗皰疹的都有。」所幸在完善防護之下，放射師終究能克盡職守達成使命，同時也顧及了自身和同仁們的健康，陳世杰則用「只有汗水，沒有淚水」形容這段日子以來的醫療現場。

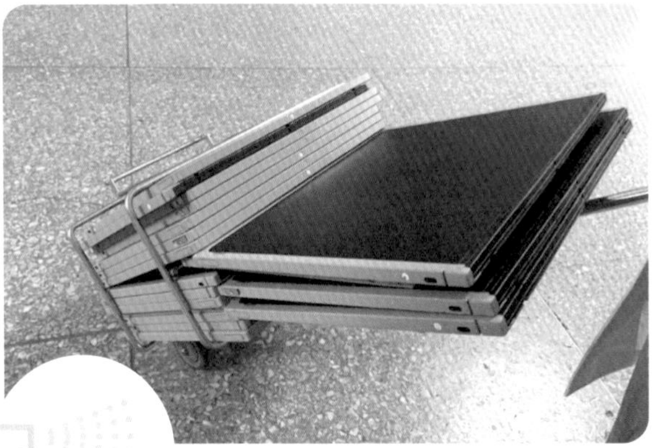

每位病患進行檢查與攝影後，所有儀器都要清消避免傳染。

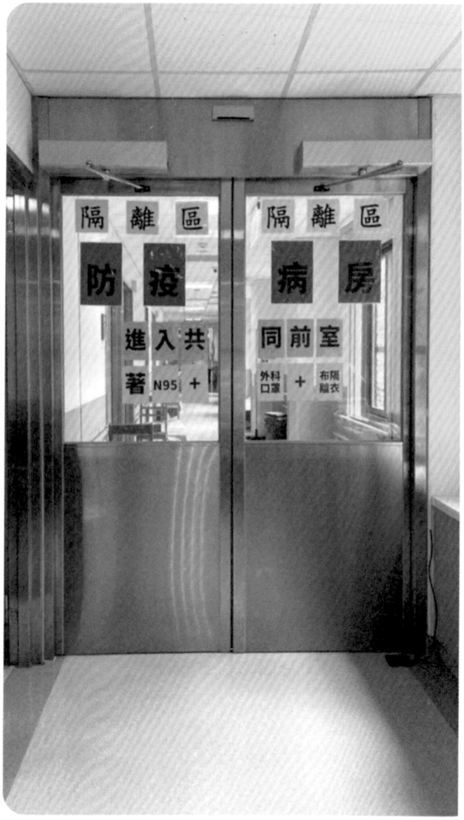
隔離區
隔離區
防疫
病房
進入共
同前室
著N95+
外科口罩
+
布隔離衣
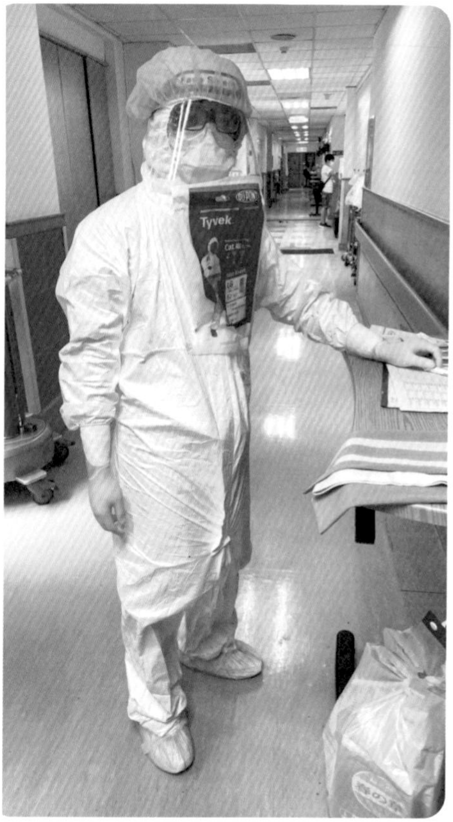

全副裝備前進戰場的醫事放射師。

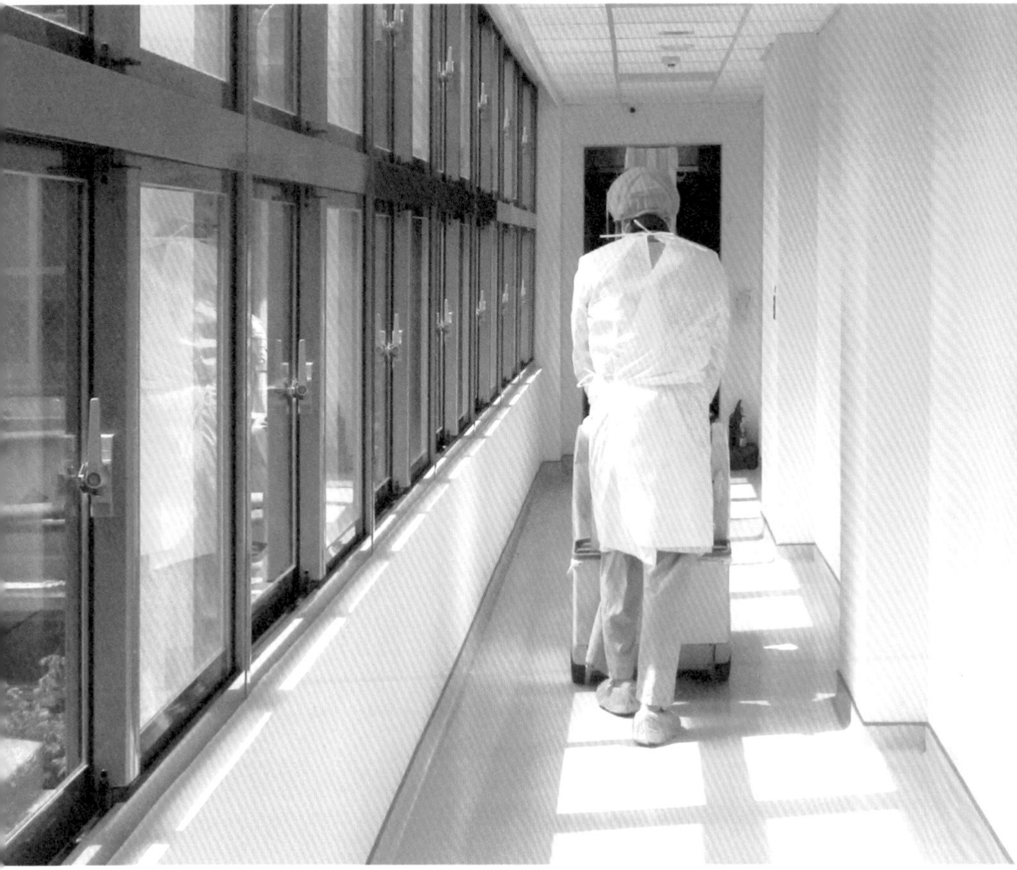

醫事放射師在「只有汗水，沒有淚水」的醫療現場，默默堅守崗位。

疫情千變萬化，一線急診檢傷原則需滾動式調整

作為全院唯一一個對外完全開放、提供二十四小時無間斷服務的醫療窗口，急診室肩負了醫院第一線守門的重要任務，在防疫時期更是如此。

感染管制中心主任陳宜君表示，正由於急診室扮演十分關鍵的分流角色，在二〇二〇年一月六日時便和急診醫學部運用 LINE 應用程式建立急診防疫群組，該月二十日也提出「強化急診病人篩檢」的建議，隔日隨即啟動急診雙重檢傷及特別診分流機制，以保持高度警覺。急診掛號入口於是設置了雙層檢傷，將有旅遊史、職業或有接觸史的病患，和一般就醫病患在看診上區別開來。也因此在一月二十三日得以迅速發現臺大醫院第一位、全國第二例 COVID-19 確診個案，這是一位從中國武漢地區來台旅遊且出現發燒症狀前來就醫的病人。

現在民眾來到醫院，只要一插健保卡，醫師就可以藉由 TOCC（Travel 旅遊史、Occupation 職業別、Contact 接觸史、Cluster 群聚史）提示，迅速辨識來院者是否

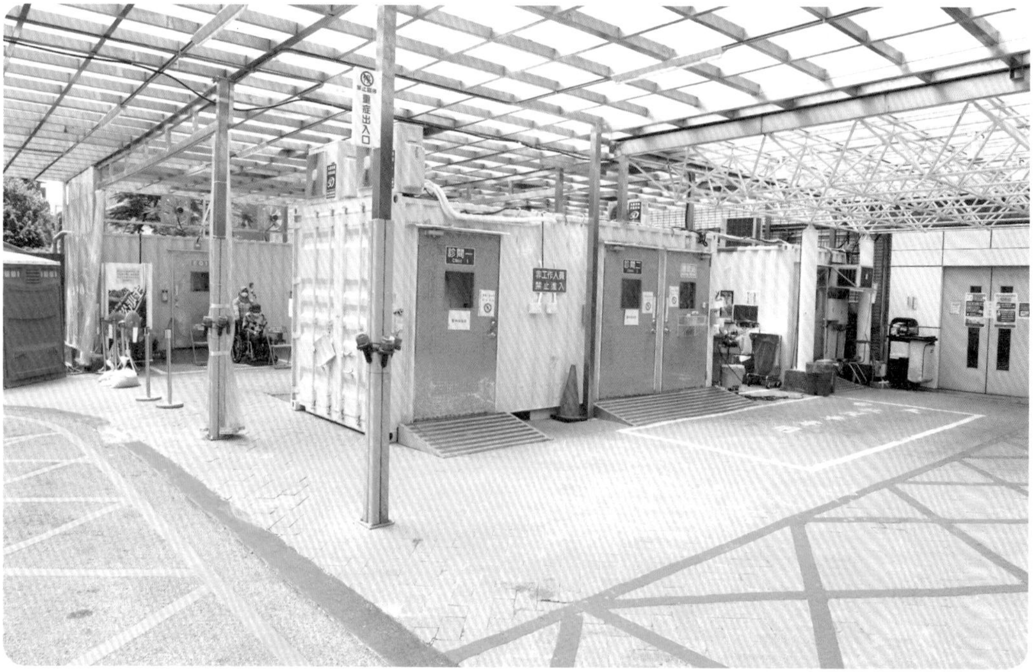

因疫情需求緊急擴建急診室「發燒篩檢區」。

可能有感染風險。但是在疫情初始時，「是連健保卡註記都沒有的，完全只能靠一張嘴在問。」急診醫學部主任黃建華認為初期面臨的挑戰及壓力點，就在於「如何找出哪些人可能是疑似病患，以便和正常就醫的流程做區隔。」當時有一段時間，醫護人員僅能隨著媒體的新聞報導和中央公布的確診個案，了解病人是否來自新冠肺炎特定地區或與確診患者有無接觸，「先是湖北武漢，過一陣子包括上海、浙江、廣東、廣西等地也陸續傳出有聚集性疫情，我們只好根據不停改變的擴散地點更新詢問的內容。」

面對不斷更新的檢傷標準，急診部門遂建立一個疫情小組團隊，蒐集來自中央的種種新規定，每天即時修訂並藉由Google文件公告在幾個相關群組上，包括急診醫師群組、檢傷醫護群組、院方感控及急診群組、EMT群組和急診專師群組。黃建華說明，臺大醫院急診醫學部的護理人員約有兩百位，其他非護理人員約八、九十位，每一個班別大概會有一百人在一起工作，再加上影像醫學部執行檢查的醫事放射師等。此外，急診醫師是輪班制，往往今天上完班，下次再來時又出現其他新的旅遊風險區域。「當時變動非常快速，任何行動一定要依據這些疫情訊息和指標做出清楚規範，不然現場一忙起來可能就會大亂。」

急診每採檢一次，需動用至少8名人力

初步辨識疑似病患並進行分流有多重要、牽涉範圍有多廣？黃建華主任詳細說明了急診醫療的流程。首先，當病人來到急診，第一關是檢傷，也就是先由一位護理師和一位保全人員負責接應，看看病人哪裡不舒服。在檢傷人員確定有TOCC暴露風險時便需要實施採檢，這時會有一位放射師執行X光照射作業、一名醫師和護理師進行採檢，再由一位護理師接過檢體裝入容器。而採檢完之後各項設備儀器需消毒清潔，患者經過的場域也要立刻清理，這些都得倚賴清潔人員的幫忙。

除此之外，取得檢體後該如何送進實驗室也是一個問題。過去某些檢體可能會透過氣送管系統傳送至檢驗單位，但COVID-19不行，「只要檢體一不小心灑出

來，整個系統就會完蛋！」所有檢體都要視為具有生物危害性，需要一名專門的傳送員來協助送達。這樣估算起來，前前後後最少也要有七、八名人力支援。萬一證實病人確診必須住院，則又要有一組團隊負責把患者送到病房，包括一名在前面協助開路的保全、一位推病床的勤務人員及一位護理師。假使病人要住進位於西址的專責加護病房時，從急診室所在的東址過去尚需利用救護車來運送。

由於每一個環節都要顧慮到，不能出現一丁點的差錯，所以每個會直接接觸到患者的醫護人員都要全身著防護裝備，而且每採檢一位疑似病人，都要再換上一套新的。完整的個人防護裝備（PPE）包括：N95口罩、護目裝備、髮帽、雙層拋棄式手術手套、拋棄式防水隔離衣、鞋套。過程中也要謹防病毒可能透過環境造成的汙染，比方病人要搭電梯離開樓層時不能自己去按控制面板，須由護理人員操作；以及救護車完成運送患者的任務後，「回來後整台都要徹底消毒，有時候消毒的時間比送的時間還要久！」黃建華主任說。

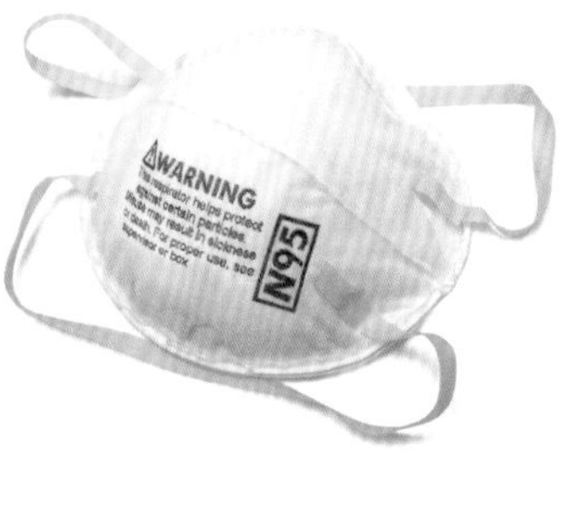

疫情下的醫療創新——視訊診療、貨櫃屋內採檢

為了提升急診的應變機制，無論是人力、設備、空間都必須做出擴充或調整。其中，藉助資訊科技的進步發展出「視訊」看診，取代傳統必須面對面的問診方式，也是疫情時代下的一大轉變。

二〇二〇年二月至三月間，臺大醫院於急診室由資訊室團隊架設單點對單點、且經過加密保護的視訊系統，提供經檢傷後發現具高風險、但生命徵象相對穩定的病患看診。這樣一來，醫師除了採檢必要的接觸之外，便可和患者在不同空間中以視訊對話的方式溝通，並且能直接透過螢幕顯示影像檢查的結果，既有助於達到全面了解病情，做出適當診斷處置的目的，也能免除醫病雙方過於密切的互動。黃建華主任笑說：「只要時間足夠，病人想多花點時間討論都沒問題。否則以過於簡單的問診作法，跟病人講沒兩三句，說實在也是蠻害怕的。」

時序來到二〇二〇年四月天，有鑑於全球確診人數不斷攀升，為防患於未然，院方決定在急診室外的救護車停車場搭建「發燒篩檢區」，以便將出現發燒或疑似症狀的患者和一般就醫病患做區分，杜絕急診室因疫情受到影響的任何可能性。「剛開始是搭帳篷，擔心有時天氣比較涼，所以也加上了塑膠圍簾，結果幾次風比較大、一吹就垮掉，大家還得急急忙忙衝出去再架起來。」黃建華主任表示，用戶外帳篷設置隔離區終究還是不可行。該怎麼做才能比帳篷堅固，但又有著帳篷機動性極高的優點？集思廣益下，以貨櫃屋形式建置獨立採檢空間的創意遂衍生而來。

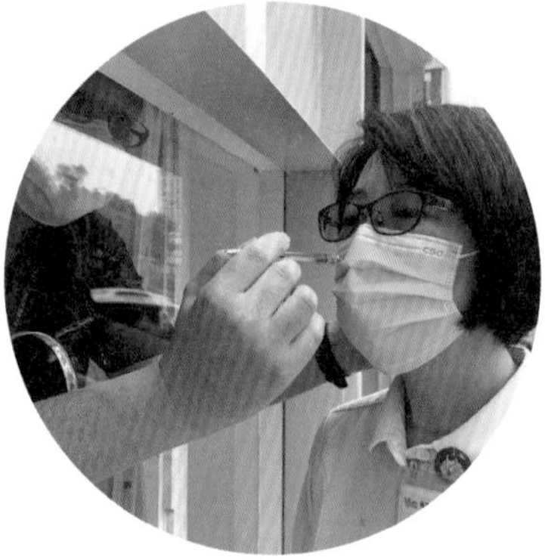

廠商施工時也要模擬各種狀況，像是採檢洞口的大小、高低位置怎樣才比較適合，當場演練，提供最佳方案。

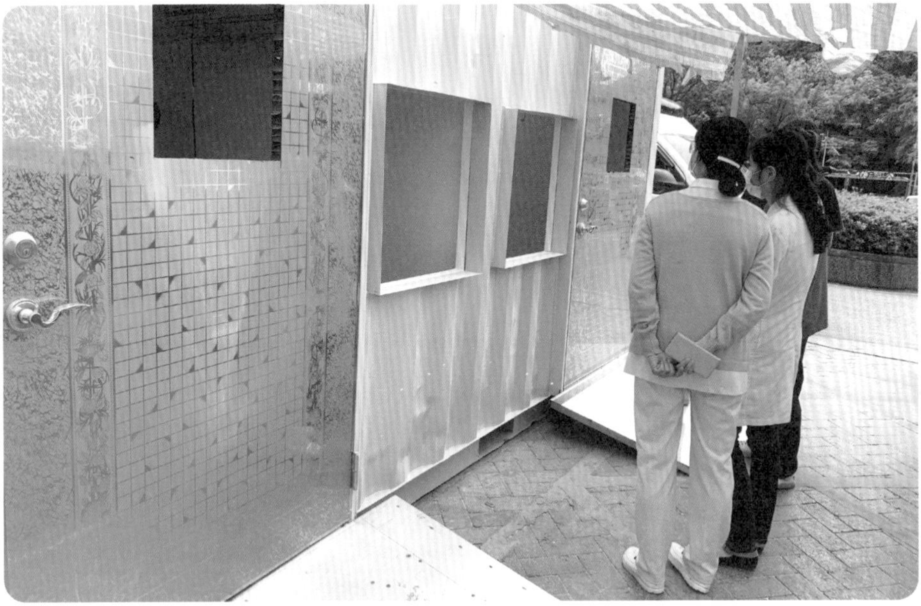

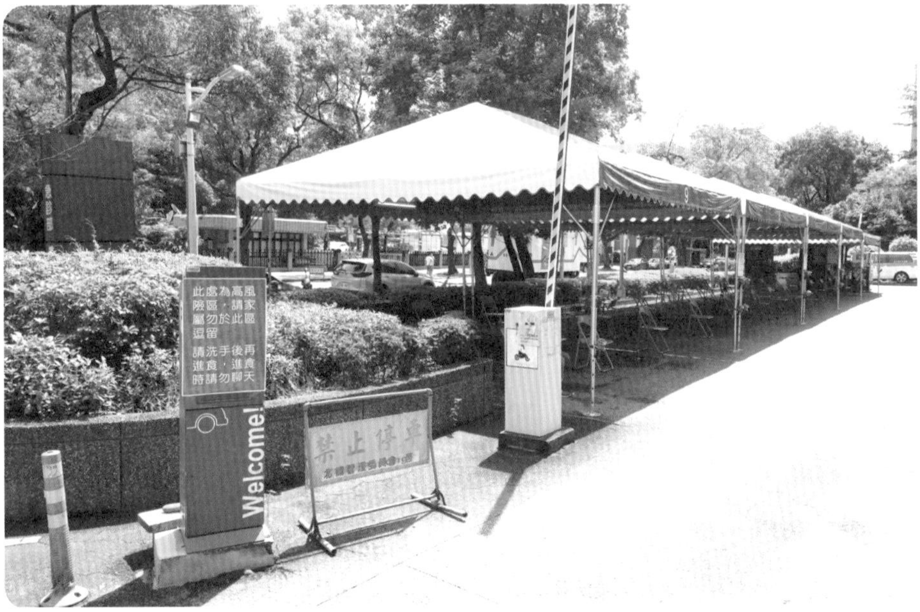
此處為高風險區，請家屬勿於此區逗留
請洗手後再進食，進食時請勿聊天
Welcome!

醫護人員與工務人員針對急診貨櫃屋改造為發燒篩檢區的相關規劃進行討論。

過去這種將海運淘汰下來的貨櫃，改裝成小型建築的概念，在台灣常見於路邊的檳榔攤或多被用來當成倉庫，近年來也化身為市集、咖啡廳等商業場域，著眼的正是它施工快速簡便和可移動、模組化組裝的高度靈活性。如今運用在應對COVID-19上，不僅能有效隔離、盡量減少與他人的接觸，也是一個可快速部署且具備成本效益的空間解決方案。

由五個貨櫃圍組起來的急診戶外篩檢空間，包含病人等候區、採檢站、小型護理站、X光攝影室及單人病房區等，內部的動線規劃同樣必須符合感控原則。負責急診區的感染管制護理師洪儀珍回憶，在初步擬定醫療動線及圖面配置後，也和幾位急診醫師與工務人員密切地討論做確認，廠商施工時也要模擬各種狀況，像是採檢洞口的大小、高低位置怎樣才比較適合，熱心的醫師還當場演練一番，提供最佳方案。

一般貨櫃屋裝修工期需時14天，此次將其改裝成採檢專用的區域，臺大搶時間趕在5天內完工，於四月二十二日正式啟用。這種做法既可強化急診室空間分艙和患者分流的機制，再則透過採檢洞口的設置，醫護人員只要把雙手伸進作業手套，便可採集到檢體，大大降低了直接觸及患者的機率。其獨立又兼具彈性應變的特色，在後來台灣疫情控制得宜、持續零確診的一段時間裡，大可關閉備而不用，於疫情升溫之際也能夠迅速啟動、發揮防疫作用。

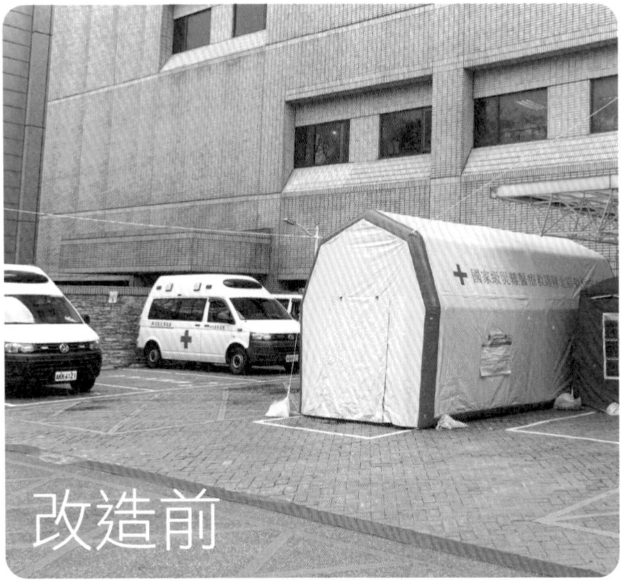

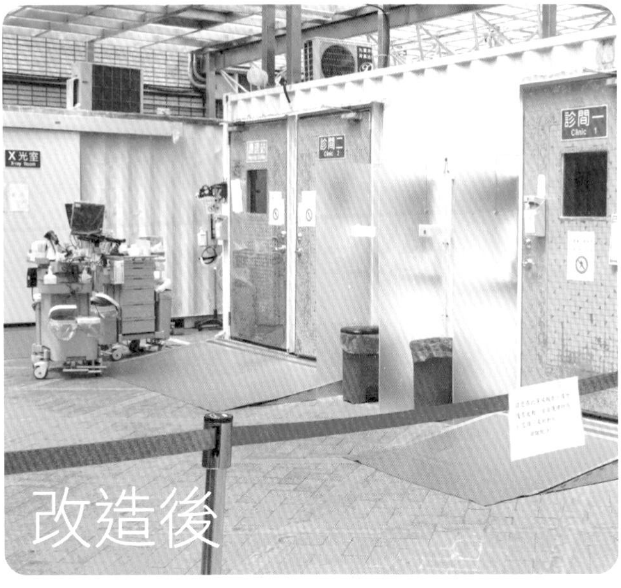

急診貨櫃屋改造前與改造後。

19年前的SARS戰場，今日的防疫專責病房

在歷經二〇〇三年SARS時期裡，臺大醫院於西址整建5E3部分負壓隔離病室、6E1全區負壓隔離加護病房，以及可和其他病房分隔動線的專責病房區，在結束收治SARS病人的任務之後，便隨時待命著，為的就是當有再一波重大傳染性疾病來襲時，即可有適當準備、能夠隨時因應。「我們過去在SARS肆虐時是全國照顧最多SARS病人的醫院，對於新興傳染病疫戰的準備，自然也一直都放在心上。」臺灣大學副校長、同時也是COVID-19中央流行疫情指揮中心專家諮詢小組召集人張上淳表示。

在COVID-19之前，防疫專責病房原本擔任的是感染症專責病房，平日收治愛滋病、登革熱等法定傳染性疾病及照護困難的感染病患。不但其建築格局在感染管制上占有優勢，醫療人員對傳染性疾病也具備一定的感染控制觀念與訓練，院內感管中心平日亦安排各種情境演練，提升專責病房護理師面對疫災的應變能力及熟

穩新興傳染性疾病的入住流程和動線。

然而，若要轉為 COVID-19疫病專責病房，舉凡環境設置、硬體設備、動線管理等等，都需要再重新規劃。比方說，原始雙人房的配置必須改為單人隔離病房、設置防護衣著裝區及卸除區，將與鄰近病房相通的連通門關閉並實施門禁管制等等。5E3專責病房護理長潘玫燕回憶，當二〇二〇年元月二十一日台灣發現第一位確診個案時，院方遂決定啟動疫病專責病房。「還記得那時全台灣都在歡欣鼓舞準備迎接農曆過年的到來，我們就收到要轉型成防疫專責病房的通知。」於是便火速在兩天之內清空原有病床的病人並完成病房建置，包含物資、裝備與人力也都已佈署完備。一切才剛就緒，元月二十三日立刻就入住了一位疑似病患，隔天證實是臺大醫院的第一例新冠肺炎確診病人，也是全國的第二例。

這一位由中國武漢地區來的病人，就此便收治於 5E3病房中。儘管從接獲通知到移入病人的時間很短，醫護卻能馬上投入抗疫行動，護理部主任胡文郁表示，「因為平常就有針對專責病房人力做足夠的演練，不是疫情來才做，所以當病人住進來便能很快速因應。」隨著疫情陸續在世界各地爆發，境外移入的確診病例逐日增加，無論是直接到臺大醫院就診或由他院轉入的新冠肺炎個案，防疫專責病房仍持續供予最完善的醫療照護，並成為全院各單位護理師臨床照護COVID-19患者的詢問窗口。

最危險的地方就是最安全的地方——臨床照護最前線

由於護理工作屬性之故，護理師和其他醫事人員相比，必須花更多時間陪伴在病患與其家屬身邊，胡文郁主任如此形容基層護理人員的角色，「有人說我們所在的位置，就是沒有位置的那個位置，也像是大樓裡的水電和空氣一樣無所不在。」更因為COVID-19疫情確定是會經由人與人之間進行傳播，為防止疫病繼續傳播，家屬均不得探病與陪病，導致專責病房裡的護理師必須更密切且直接地提供基本治療與照護，等同暴露在極高風險的環境中。

在初期各種情報不是很確定的情況下，對於要上戰場是否感到害怕焦慮？護理部副主任林綉珠表示在二〇二〇年一月中旬左右，已持續耳聞並關注COVID-19事件，「我們其實從那時候就開始想像，接下來可能會面臨哪些狀況。」潘玫燕護理長進一步指出，專責病房的性質本就較為特殊，「過去我們有很多護理同仁曾經貼身照護SARS病人，目前留任的也有將近十位，所以第一步就出動了這些學姊來完成專責病房的設置，也把SARS的經驗傳承下去。」除了在最快時間內安撫學弟妹的緊張心情，資深護理師也擔任把關者的角色，負責照應、檢視第一線醫護團隊的工作流程與每一個動作，讓資歷較年輕的護理人員了解防疫過程中只要配合學姊們的指示，必定能成功抗疫、全身而退。

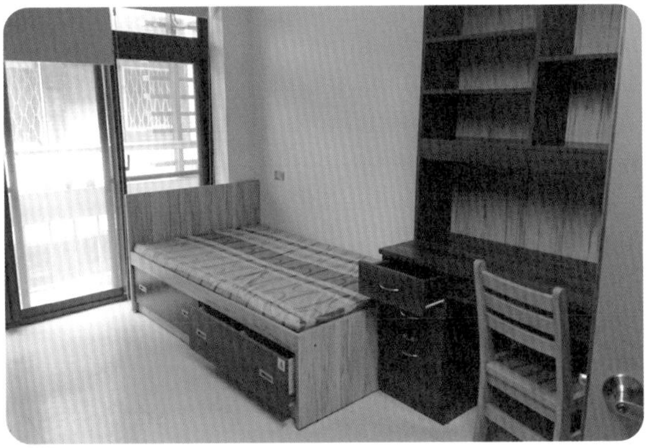

因應疫情發展，提供備寢床位，供同仁隨時入住使用。

過程中護理團隊自發性地互助、支援，過年期間所有家在南部的5E3專責病房護理師們幾乎沒有人返鄉，皆以院為家。即便是到了下班時間，大家仍不斷地勤練穿戴及脫除個人防護裝備的流程，同事間互相幫對方檢視，或是彼此討論病人的狀況，「我這樣穿脫有沒有哪裡不對？」、「病人有……反應，我要怎麼樣做才會更好？」大家不但都把這次疫情看做是很重要的任務，更

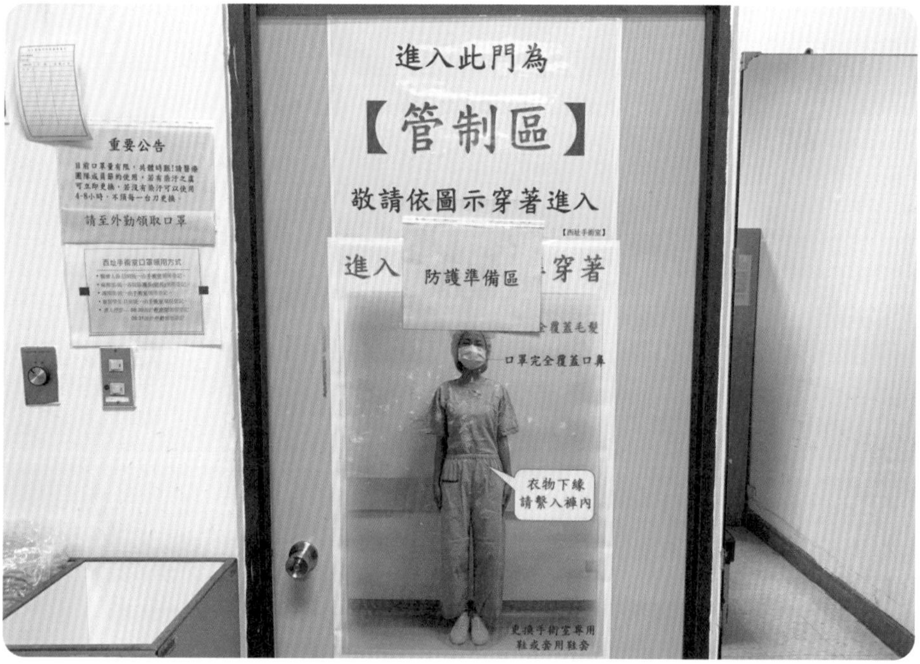

疫情期間環境、動線設置都需要重新規劃，更衣室管制區門上貼「防護準備區」，並貼上著裝圖示，供醫護人員參考及執行。

盡了最大努力讓自己能快速熟悉任務。

胡文郁主任談到，疫情剛起時，她確實很擔憂專責病房的護理師可能會壓力過大，多次也曾轉達院長關心同仁們是否有需要調班或換人的需求，「可是他們反而都說不用擔心啦，最危險的地方就是最安全的地方！」學妹因為這些過去曾平安度過SARS戰役的學姊而感到安心，加上病房裡大家是互相扶持、彼此協助的關係；而感染科主治醫師也會隨時針對疫情變化和治療方針進行教育訓練，院方及護理部亦將有限物資優先供給防疫單位使用。因為深知自己周遭可能的危險因子，事先佈好迎戰的萬全準備，也有明確的流程和規範可依循，使得專責病房抗疫一路以來得以在顧及自身安全下盡全力救治病患。

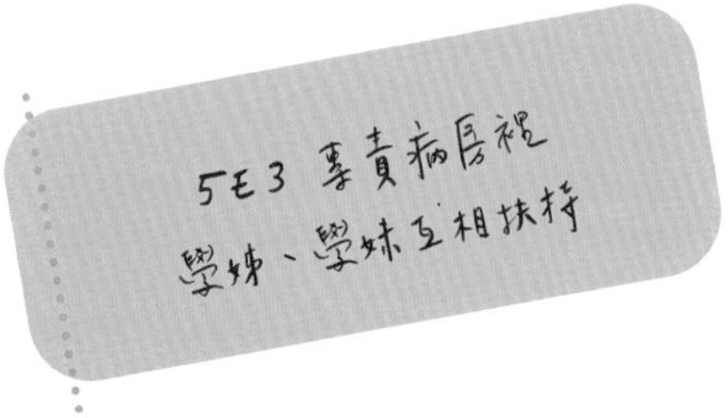

醫護現場甘苦談——專責病房裡的第一年

在二〇二〇年的第一波新冠疫情裡，專責病房前後收治的18位病人均全數康復，且工作人員皆平安下樁。然而，當中其實曾有過不少挑戰、困難及不為人知辛苦的一面。

比方說，在疫情初來乍到之時，大家對COVID-19病毒的資訊都十分不明確，無論是症狀、傳染途徑、傳染力或治療、防治等策略，都只能根據疾管署發布的疫病資訊不斷做滾動式修正。專責病房中的感染科主治醫師劉旺達說明，無往例可循是新興傳染病最大的特色，一開始面對COVID-19時也僅有一般性通則能加以應對。至於細節，除了仰賴當年曾遭逢SARS的師長們的指導與分享之外，只得汲取國外疫情的經驗來充實，「和拼圖很類似，得要慢慢把碎片一塊一塊補上去。」接著還要把每個環節做到最好，妥善照顧病人的同時也避免醫護團隊和院內員工受到感染。劉旺達醫師舉例，單單是出入隔離室應該穿戴哪些防護設備、進出時的步驟，期間都調整至少十次以上。

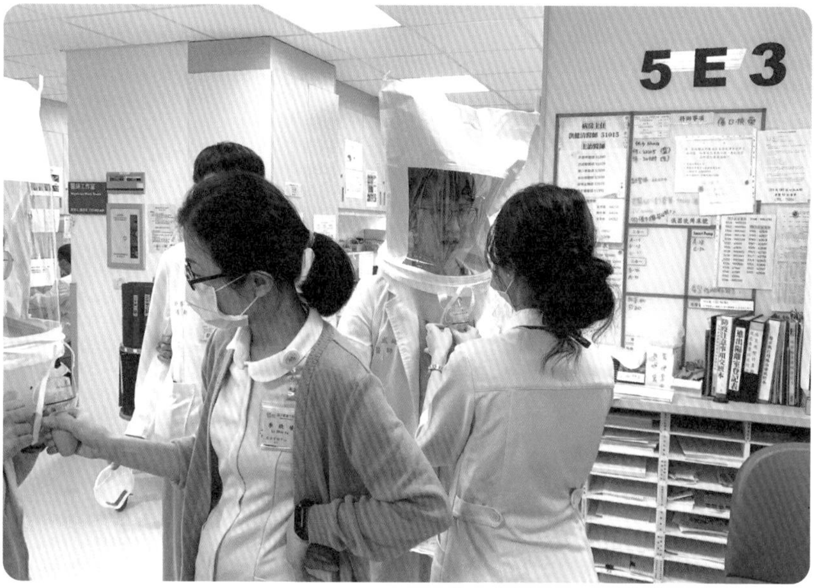

防範病毒，感管師協助同仁進行 N95 密合度測試。

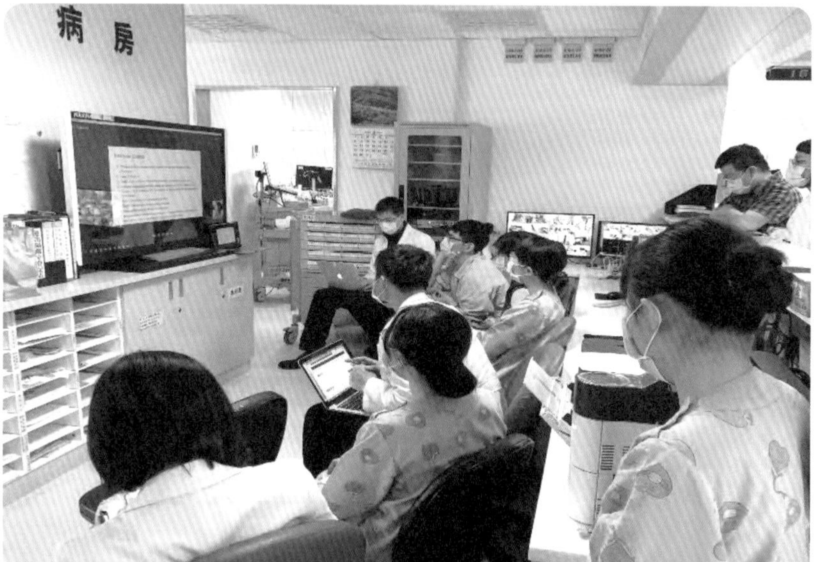

專責病房的感染科主治醫師等醫護團隊上課情形。

多一分演練就多一分準備，也能減少事件發生時的恐慌、降低傷害。但唯有確診病人入住、身臨疫病現場後，才能真正發現各種不同的情境。潘玫燕護理長說：「我們每天都有不同的故事，真的是說不完。」比方說，病房在二〇二〇年初曾收治一位因參加國外旅遊染疫的中重度新冠患者，比較特殊的是其聾啞人士的身分。過去非疫情時期還可透過唇語辨識，如今醫病雙方都要戴口罩的情況下，溝通益加困難。專責病房團隊遂建立LINE群組和病患、家屬溝通，也特別設計了字卡、圖卡，並學習簡單手語來增進互動，最後終能成功完成治療並順利出院。

舉凡測量病人生命徵象、提供治療及護理措施、送餐至病房等，都在護理師的工作範圍內。由於病患倉促之下住院，一點準備都沒有，家人又配合居家隔離，護理人員還得幫忙張羅日常生活所需，像是內衣褲、牙刷牙膏、鞋子、充電線……。專責病房護理師邵沛瑜回憶，初期事發突然也沒想到還有這層需求，大家便自掏腰包幫病人添購各式各樣的日常用品。所幸後來醫院社工趕快介入協助，加上有些民眾得知隔離病患可能需要的生活物資並慨然捐贈，負擔才稍減。

除了關照生理上的需求，處理各種五花八門、非醫療專業的瑣碎事務之外，最貼近病人的護理師也成為他們焦慮情緒的出口。「什麼事都要找護理師，被罵的也都是護理師。」潘玫燕護理長苦笑。在隔離病室裡的患者因疫情不得已，被迫和親友、外界分離，每天只能在有限的空間裡與各種儀器設備共處，就算能見到人也是包得密不透風的醫護人員。有人焦躁不安、情緒崩潰；還有境外病患因不適應本地生活習慣，加上思鄉情愁，屢屢在病房內隨地吐痰、挑剔飲食，護理師甚至為了滿足其需求，下班回家後，親熬蘿蔔排骨湯再帶到醫院來。

期間亦不乏有人滿懷敵意，曾有患者家屬表示病友之間設有LINE群組保持聯繫，醫院的作為都被詳細記錄下來了，要醫護萬萬不可怠慢等等。然而，站在醫護立場，無不希望病人能早日恢復健康，即便承接了患者或家屬的負面情緒，仍只能盡力安撫，和照護夥伴間彼此打氣並提醒下一次要做得更好！

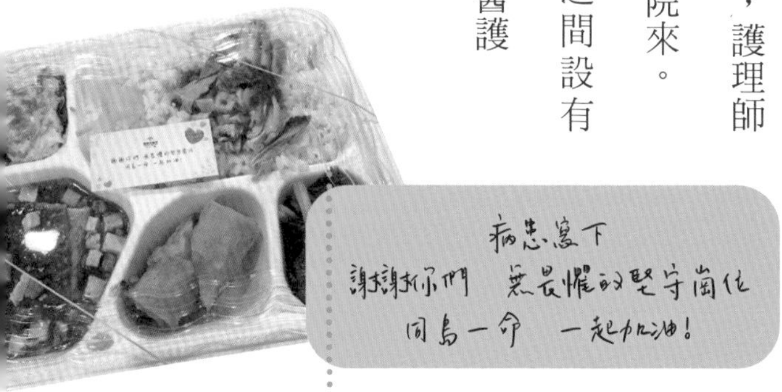
病患寫下
謝謝你們 無畏懼的堅守崗位
同島一命 一起加油!

來自病患的感謝暖心便當。

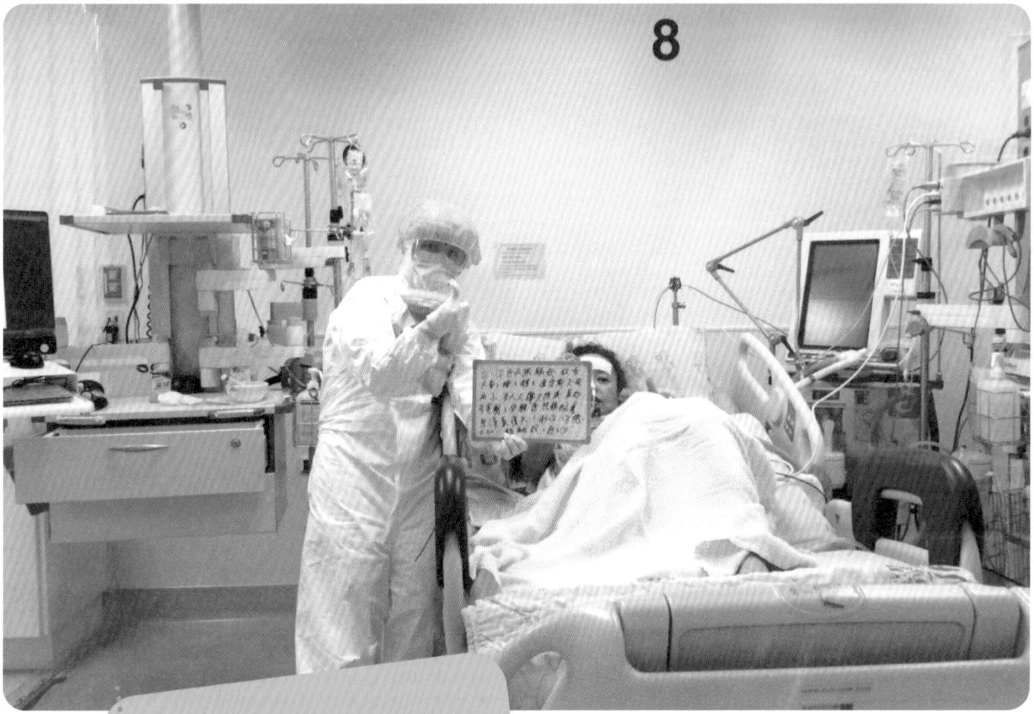

確診病患寫下
謝謝您願意照顧我
護理人員真偉大，謝謝你！

確診康復病人向護理人員致謝
（左為護理部莊寶玉督導）。

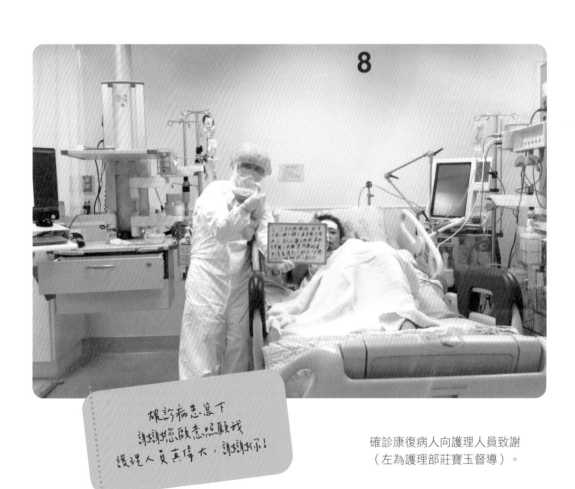

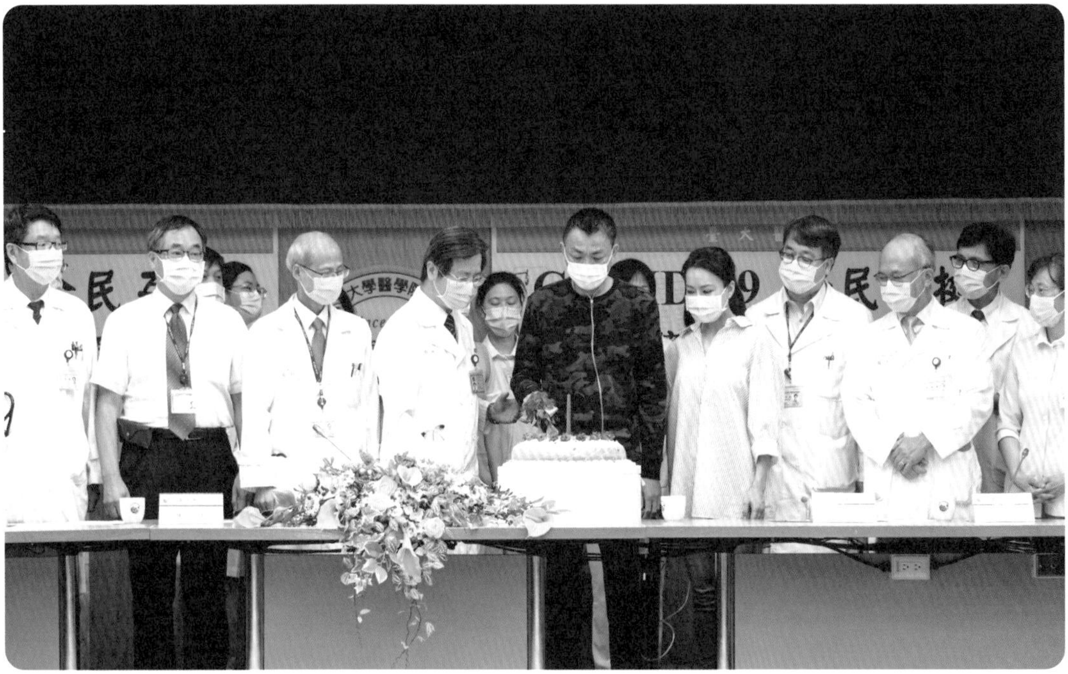

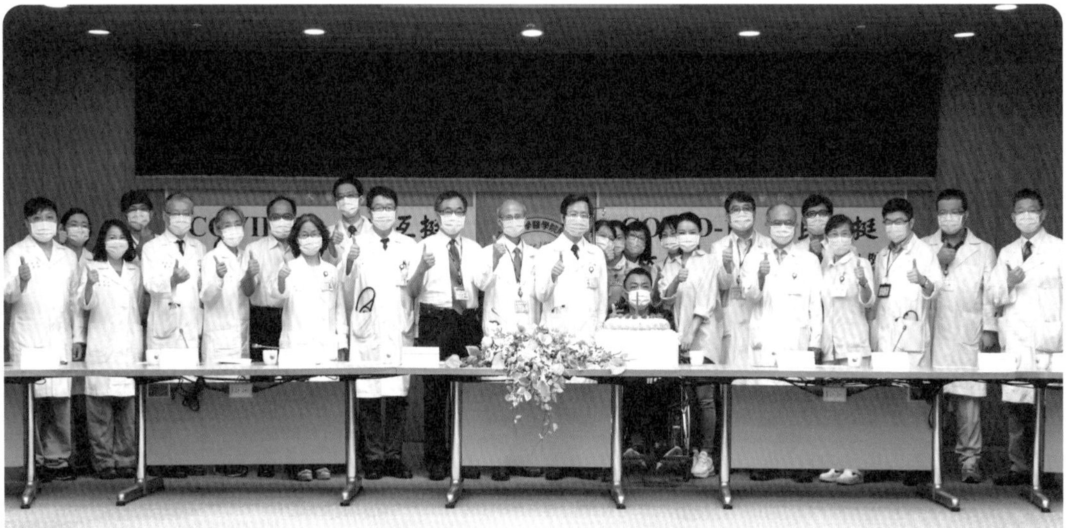

Date 2020.06.18

COVID-19 引發多重器官衰竭之重症案例康復出院慶生記者會。

守護生命的最後一道防線——專責加護病房

因應疫情啟動的，還有專門收治重症患者的6E1負壓隔離加護病房，在此之前這裡主要照護疾病嚴重度較高或病況危急、有死亡風險的重症患者。內科加護病房主任古世基說明，從二〇二〇年三月開始，臺大便已迎來COVID-19重症病患；清明連假的周日更從他院接收一名情況至為緊急的患者，張上淳更以「幾乎是從鬼門關前拉回」來形容。

這位男性病患住進6E1之後，隨即使用呼吸器和葉克膜治療，還有心、肺、腎、肝等多重器官衰竭問題需解決。古世基醫師回顧，病人因新冠病毒造成免疫系統引發過度反應，而產生了一系列細胞激素風暴，「情況很棘手、很複雜！」他指出，就算是其他疾病患者需裝上葉克膜，就已經是一個要搶時間、涉及多團隊照護的急救方式。當面對這一類確診具有高傳染性的新冠患者時，如何執行更是一大難題，「初期國內關於新興傳染病都還是有很多未知，在重症照護上其實也沒有經驗，只能參考文獻大家聚在一起討論，但實際上碰到病人，還是非常大的挑戰。」

另一方面，就連國外當時也沒有很明確的實證，因此臺大醫院匯集了不同領域的專家共同討論、理出共識，並運用已知的治療方式加以融會貫通。在搶救一個多月後終脫離險境，後續轉至一般病房繼續照護，並於六月中旬左右出院。將生命極度瀕危的重症病人從死神手中搶回，古世基認為是因為同仁們在其既有的醫療基礎上，與感染、免疫等團隊進行跨科別整合與協同合作的緣故，並且「絕不是單方面醫師很厲害就好，包括護理師和相關醫事人員的協助，都很重要。」

然而，這次深具挑戰又彌足珍貴的經歷，裡層同樣包裹了初始醫護人員對未知疫病的惶恐，畢竟重症患者的病毒量高，「大家心裡難免會猜想，這樣照顧下來自己會不會也被感染。」古世基醫師說道。曾為照護狀況極不穩定患者而待在病房內長達八小時的 6E1 加護病房護理師陳姵蓉敘述，當下在執行護理工作時只能義無反顧，心中所想無非是趕快把病人救回來，「通常是下班之後再回頭想，就會覺得很可怕！」

專科護理師沈書甄回憶當時，古世基醫師不但在迅速變化的疫情當中給予團隊明確的治療處置方針，同時也很快地向院方提出建議，爭取讓同仁們每個星期都做一次篩檢，降低對感染風險的疑慮。為了確保穿脫防護裝備的每個步驟正確，6E1加護病房護理長龔淑櫻也安排資深護理師做守門員：幫忙確定要進到病室的人員著裝是完整的，且從病室出來時務必確實按照程序脫卸。「在那樣的過程裡，會讓我覺得我們是同一個團隊一起面對這個疫情。」另外護理師林孟璇則坦言，初期的確相當混亂，每每接應一位新病人都會花費以往兩倍以上的時間，但隨著經驗的累積及單位內制定的SOP，「已經能用平常心去看待，而且也能用最快的效率將工作分配好。」

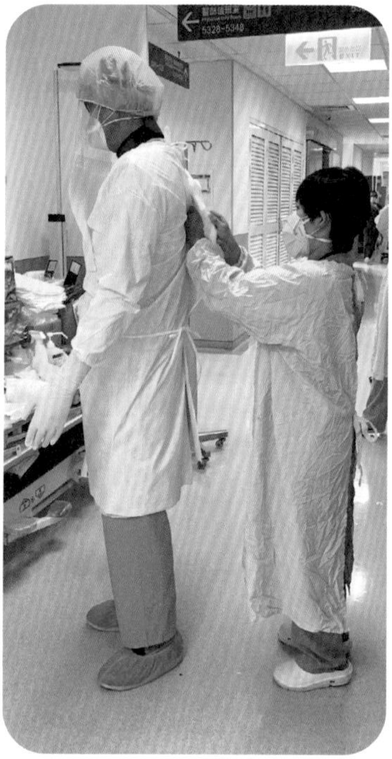

確認穿脫防護裝備 SOP，把關出入同仁的安全。

確保專責病房順暢運作，多科部緊密合作

提及前述以葉克膜搶治的重症患者，前院長陳石池認為，臺大醫院擁有很強大的治療團隊，並能吸取經驗再改善、精進，除此之外還有一群感控專家從中輔導、推動防疫措施，使所有人員都能在每日工作中落實。

吳明賢院長也指出，照顧新冠病人最重要的一個SOP就是隔離衣穿脫，「這是重中之重，以過去歷史來看，很多環境汙染是因為個人防護裝備穿脫出了問題。」而院內的感染管制中心辦過多次感管教育，大部分也會聚焦於隔離衣的穿脫程序。環境本身的清潔與否也是關鍵，「在病人出院或解隔離後，到病房採集環境檢體，可以發現床頭、門把、浴室水龍頭這些地方都有病毒。而臺大很早以前就注意到這些現象了，也很用心、積極在做。」

除了在中央流行疫情指揮中心公布政策或疫情相關資料時，立刻透過管道取得並加以彙整後一致公告給院內各單位之外，包括規劃、進行疫病教育，環境監測和

疫情監測及調查，都在感染管制中心的工作職掌範圍內。而環境監測和疫情監測及調查，目前由兩位感染管制醫檢師負責採檢與收集，「疫情期間任何院內單位，不管是要 double check 工作上的安全性，或是有感染事件發生，我們都要到現場去執行任務。」醫檢師丁菱說。感管中心主任陳宜君補充，透過環境採檢，一來能確保專責病房的標準作業流程是否做足，有助保障同仁們的安全；二來是當有異常狀況、群聚事件發生時，藉由調查結果幾乎可預見未來幾天持續會有個案確診，或是風險能在當天就被控制住。「只要環境是乾淨的，做完疫調之後通常不太會再產生新個案。假如環境相對是受到污染，我們真的就是每天挫咧等整整兩個禮拜！」

另一個必須和專責病房與專責加護病房醫護密切合作，同時涉及病人照護品質的，還有藥劑部。藥劑部主任黃織芬表示，初期面對新疾病該使用哪些藥物治療，大家都欠缺臨床經驗，但當時國外已有相關經驗並已發表文章。而查找文獻資料並將重點摘錄下來，供予醫師參考；或假設某些藥物是院內原本並未備有的品項，根據臨床用藥指引準則來評估替代藥品，均屬藥師的重要職責。

Date 2020.05.06

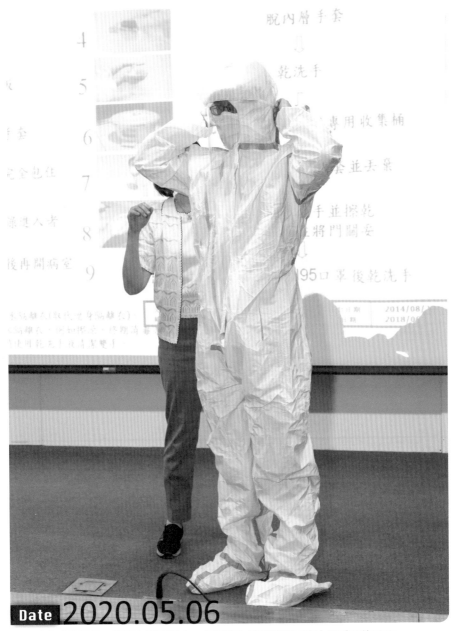

新冠肺炎感染課程，學習穿脫隔離衣，此程序也是照顧新冠病人最重要的 SOP。

乍看之下，和COVID-19確診患者接觸最頻繁的，毫無意外絕對是專責病房內的醫護人員。但這群醫護的背後其實還有其他堅強、高效的團隊共同戮力著，攜手守護病人的生命與健康。

大幅提升檢驗量能，每週可驗上萬件檢體

當醫院發現疑似新冠病例，從通報、採檢到隔離與收治，都是醫療現場臨床醫護端的工作日常。另一方面，在一般人看不到的實驗室裡，檢驗醫學人員更是現代醫療中不可或缺的一環。

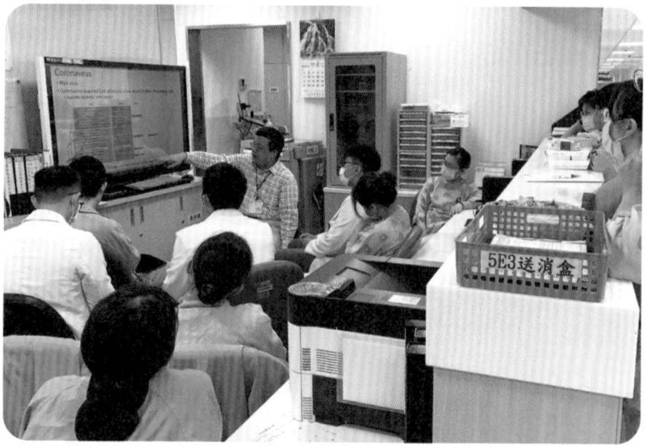

以視訊教學臨床試驗用藥也是重要一環。

透過實驗室的科學方法和高精密儀器，檢驗醫學不僅能為臨床醫師提供關於疾病診斷、治療監測等更全面的訊息，協助做出正確判斷，對於疾病的預防和監控也

至關重要。臺大醫院感染管制中心主任陳宜君說明，過去經驗顯示若缺乏良好的檢驗工具，則醫院在隔離、防護等的管制措施行政成本會更高，尤其是疫情進入社區時，以及累積資料顯示有無症狀感染時，只依賴旅遊史、職業、接觸史顯然是不夠的。乃主動邀請檢驗醫學部張淑媛副主任就「建立檢驗量能」做討論，並同步和疾病管制署檢驗及疫苗研製中心透過電話聯繫。這次會議中，疾病管制署直接認可臺大醫院可進行 PCR 檢驗並發出檢驗報告，這代表從採撿至獲得報告將可在非常迅速的時間內完成。相對於全國很多醫院需要將檢體送到另一家檢驗單位進行檢驗、醫院需等回覆才能得到報告，整個過程經常需要二～三天，「我們在內部就可以運作，大幅縮短了採檢、送驗到回饋資料的時程，能隨時調整院區保淨的作為。」陳宜君說。

檢驗醫學部主任周文堅指出，檢驗過去一直是屬於支援性的角色，但疫情卻將檢驗推到前線，「因為任何醫療處置，都以『先做病毒檢驗排除感染』為優先。」檢驗醫學部副主任張淑媛進一步說明，臨床若收治可能受到感染的個案，檢驗醫學部必須在最短時間內將採集來的檢體完成檢驗分析，因此也可說是醫院的第一道防線。

回顧疫情之初，張淑媛副主任表示，二〇一九年十二月初中國爆出群聚感染時，當時她是疾病管制署（CDC）台北市、金門縣及連江縣病毒性感染症合約實驗室的負責人，主要監測流感和腸病毒或新興病毒。直到中國官方公布病原體為新型冠狀病毒並完成其基因定序後，檢驗醫學部便立刻備好PCR核酸檢測試劑來偵測病原體。而臺大過去早已建置好用以研究病毒與TB結核菌的負壓BSL-3實驗室，分別在醫學院和醫院各有一個，平日也很嚴謹地維持實驗室的正常運轉，所以不僅可在第一時間提供安全的操作場所，實驗室人員也具有純熟的操作技術。

但是隨著疫情變化，檢驗量能也需因應緊急的需求，不只院內檢驗，也要支援疾病管制署（CDC）疫情的調查，例如二〇二〇年的敦睦艦隊群聚案近四百支血液抗體檢測，以及隔年二月部桃清零專案中在六小時內完成五百支核酸檢測等等，都非常需要機動性的人力調度。張淑媛副主任描述，二〇二〇年春節過後，大量湧入檢體每週約達四、五百件，後來是變成常態每天需做一千多件，當時病毒室主要做COVID檢驗的同仁共有九位，有人因長時間重複使用手指動作引發板機指，也有人因為太疲累導致舊疾復發。因此得調度其他如生化、血液、細菌等實驗室人員組成團隊，分流執行任務。

為了進一步提升檢驗量能、縮短檢驗時間，因應未來可能會產生大量檢體須檢測的需求，檢驗醫學部後續也採取了多項應變措施。周文堅主任說明在二〇二一年時，院方引進新的檢驗系統

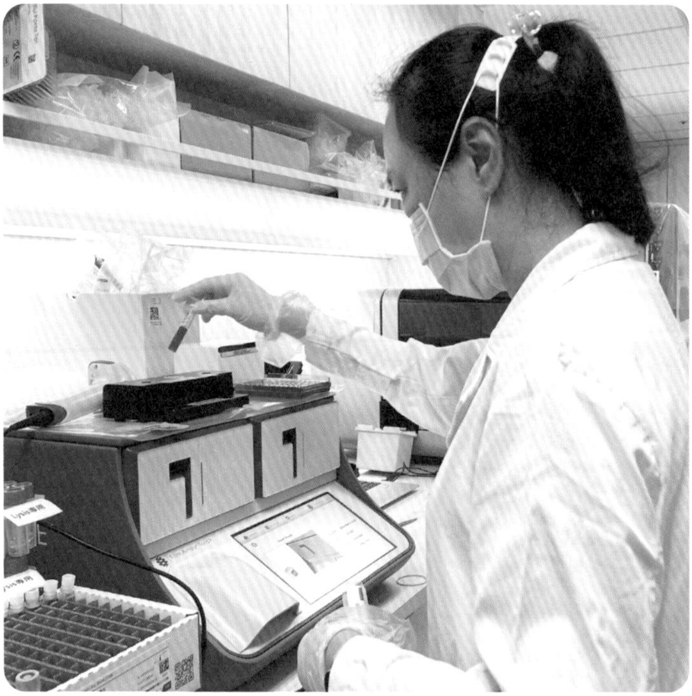

建置「21 種呼吸道病原體」和「5 種腸道腹瀉病原體」核酸檢測，可迅速區別是否為新冠肺炎或其他呼吸道感染或是腸道病毒感染，協助醫師做出診斷，提升病人醫療品質。

以改善時效、提升量能，包括一月啟用了Roche Liat，從採檢到發送報告可在一小時內完成；除了原先已有的Roche Cobas 6800高通量自動化機台，五月則啟用了Abbott Alinity-m高通量檢測平台，檢體可隨到隨上，約兩小時可得到結果，該月也配合疾病管制署政策，啟用抗原快篩檢測。以致後來在疫情擴散迅速，檢驗醫學部面對每週五千至上萬的檢驗量時，皆能順利圓滿達成任務，且檢驗準確度達百分之百。

抗疫幕後推手！成功分離出台灣首個新型冠狀病毒株

在具備專業檢驗技術的基礎下，檢驗醫學部既要預備足夠的量能，並冷靜應付各種突發狀況之外，也需要進行病毒的培養，而且腳步得加快！臺大副校長張上淳解釋，這項工作能使專家們更了解病毒和人體細胞之間的互動，並開發足以快速診斷的試劑，也可測試出對病毒有效的藥物，乃至進一步研發疫苗。

談起這段經歷，檢驗醫學部副主任張淑媛說在二〇二〇年一月二十三日台灣第二例新冠肺炎病患來到臺大醫院，整體疫情狀況都還混沌未明時，就要利用細胞培養把病人檢體內的病毒培養出來，確是一大挑戰。「雖然知道SARS-CoV-2（新冠病毒）和SARS病毒都是冠狀病毒，也知道SARS病毒感染造成細胞病變的大致模樣，但當時對於SARS-CoV-2病毒完全沒有相關經驗可供參考。」舉例來說，有些細胞在培養過程中看起來像是死亡了，這時得區分到底是細胞本身老化還是病毒感染造成，這些都要再三確認後才能回報。而當時適逢農曆春節期間，她和團隊成員也待在實驗室裡小心翼翼觀察細胞病變。

在緊迫的時間壓力下，幾天後的一月三十日，由張淑媛副主任帶領的實驗室團隊，確認分離出台灣本土第一株新型冠狀病毒株，也讓台灣成為全球第四個從確診患者檢體中分離出病毒株的國家。一如她與團隊在二〇一三年，也是全台第一個培養出H7N9流感病毒的實驗室。病毒分離可幫助大家更了解病毒的致病性，並開啟了日後抗病毒藥物、疫苗和診斷試劑的開發。

除此之外，四月十八日海軍敦睦遠航訓練支隊爆發嚴重特殊傳染性肺炎群聚感染，為了推算官兵染疫時間，實驗室團隊也受疾管署委託，進行近四百支血液抗體檢測的工作。由於當時院內人力都在執行臨床 PCR 偵測的任務，在短短幾天內需處理數量如此龐大的檢體，便動用了臺大醫技系學生幫忙製作編號與協助確認，加速後續操作的速度。

二〇二一年初，衛生福利部桃園醫院發生院內感染，中央流行疫情指揮中心指示展開「清零計劃」，周文堅主任說，病毒室在二月三日晚上八、九點接收五百多支的檢體後，同樣用最快速度漏夜完成檢驗。張淑媛副主任則補充，每個裝入雙層夾鏈袋的 COVID-19 檢體，送到實驗室後，單是一個個在二級生物操作櫃中拆封，就必須花費很多時間，所以那天檢驗醫學部同仁幾乎全都留下，有如生產線般一一拆箱、編號、上機、發送報告，約莫六個小時即得出結果，讓已被排除感染的部桃醫護人員可以回到原本的工作崗位上。

疫情衝擊全台陷缺藥危機，臺大應變讓病人領藥用藥不間斷

自新冠疫情於二〇一九年底爆發以來，確診病人的照護成為醫護界最關注的課題。然而，醫院同時間仍需救助一般病人，特別是必須定期回診追蹤及領藥的糖尿病、心臟病、高血壓、癌症等慢性病人。而臺大醫院藥劑部在初期便碰到了藥品供應短缺的問題。

藥劑部主任黃織芬回憶，由於國外較早爆出疫情，大約從二〇二〇年初歐美國家紛紛封城、停工及貨運、航運受到影響，就出現斷藥危機了。「台灣藥品大多仰賴國外進口，就算本地生產，也是使用從各個國家進來的原料。」她說明臺大醫院備有一千多種藥物品項，但用量會因病人的改變而有浮動；儘管藥品都有簽訂長期合約，以往下訂單明後天就會到貨，在新冠疫情不可抗力因素下，「這些都不再規則啦！經常有延遲交貨現象，我們就要去追。」

缺藥！SOS

再加上缺藥的危機感使然，國內開始有醫院大量囤貨，也是疫情發生後很多藥品斷貨的另一個重要原因。黃織芬主任從物流商得知有些醫院一次便訂了半年的藥品用量，「他們就來問臺大要不要快下訂單，不然會沒藥啊！當時感覺好像該這樣做，但其實是不行。」儘管和代理商簽訂的合約，臺大醫院可以大量訂藥，但她意識到如此一來肯定會造成整個台灣醫療用藥供應大亂，「這樣會變成臺大院內有藥，但社區健保藥局缺藥，病人從這裡拿處方箋出去一樣領不到。」

可是，大家都在囤，總不能只有臺大斷藥吧，於是黃織芬主任馬上向中央反映，最後由衛福部啟動協調會議，規定訂貨量不得超過以往常用量的一個月。解決國內藥品分配不均的現象後，接下來就只剩國外無法進來或缺乏原料的藥品了。針對藥品短缺問題，藥劑部首先要進行盤點、掌握可能缺藥的品項，接著藥師需介入評估可使用的替代藥品，「不是所有有許可證的可替代品項都適用，我們還是會進行生產資料確認和化驗，把關臺大醫院的用藥品質。」因此，即便歷經缺藥危機，來到臺大醫院的病人仍能順利就診領藥、保持用藥不間斷。不只如此，也將這些替代用藥建議回饋給衛福部食品藥物管理署（ＴＦＤＡ）做為參考，落實更廣大民眾用藥的權益。

另一方面，儘管院內各項防疫措施完備，以慢性病人僅單純領用慢性病處方箋來說，進到院內大廳過健保卡、再至藥局窗口領取就離開，環境和流程都相當安全，但仍不免遇到病人對來到醫院有一些疑慮，黃織芬主任提及當時有醫院陸續實施了戶外領藥制度，不過臺大並沒有這樣做。除了在第一時間向病友宣導全台有六千多家健保藥局皆能供應各種臨床上的用藥之外，到了二〇二〇年四月，院方更透過新聞稿對外宣布，鼓勵病人盡可能就近在健保特約藥局領藥，要是真有回院領藥的需求，亦可在預計回院領藥的前一天上臺大醫院官網預約。這樣一來既可控制人流，也有助於加快現場領藥的速度，減少因等候領藥而停留院區的時間。「這是個蠻不容易的決定，因為會牽涉到醫院的收入，但站在國家大局角度來看，這樣做可以建立病人正確的防疫觀念，也兼顧了他們的用藥需求，會是一個比較好的策略。」

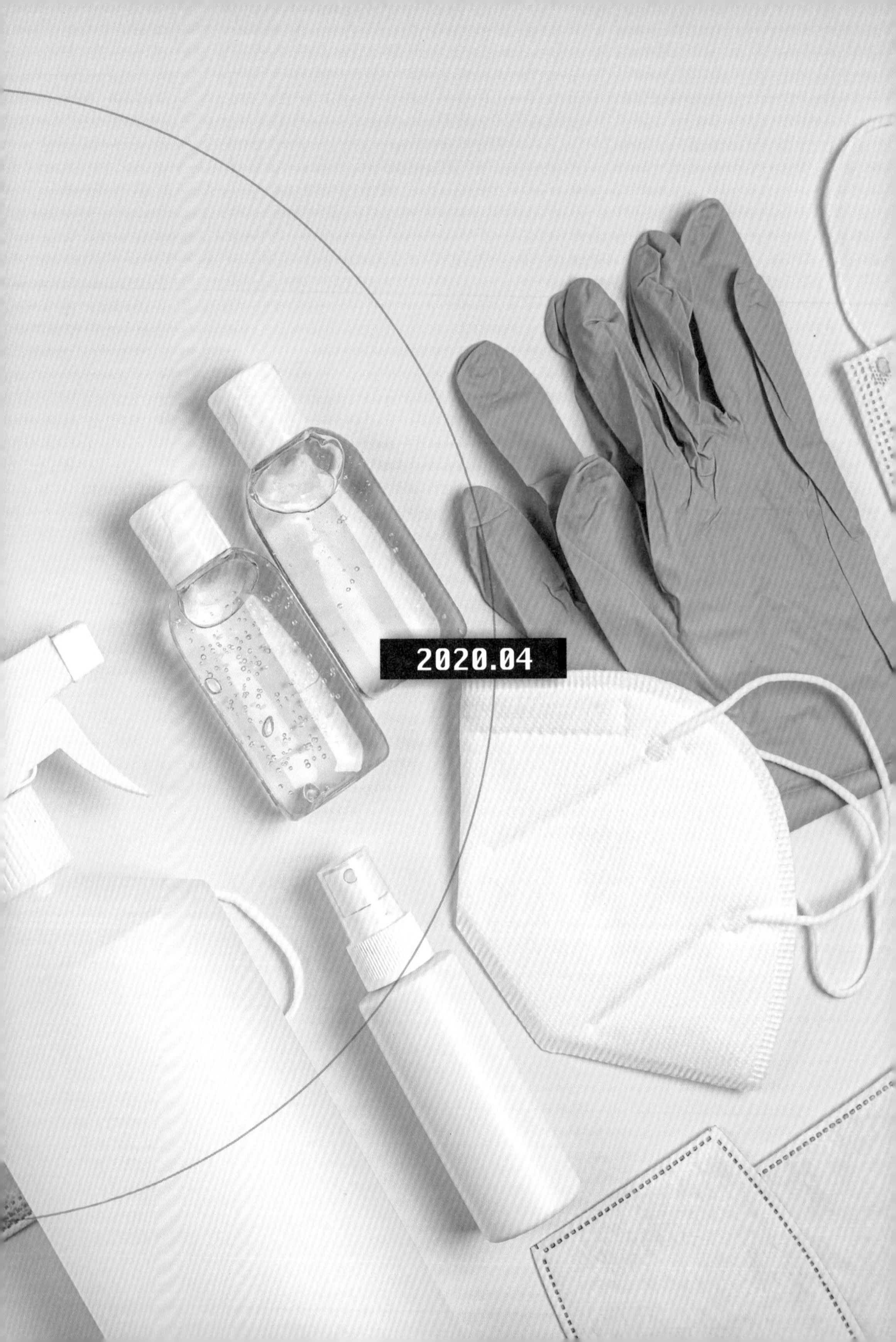
2020.04

PART 2
強而有力的後勤支援

一支在前線衝鋒陷陣的部隊，假若少了有效的後勤補給，就算戰術再怎麼優異、部隊再堅強，也會被消耗殆盡。更不用說，若無裝備、情資在手，這場抗疫之戰該如何打贏？

所謂「兵馬未動，糧草先行」，疫情當前，包含口罩、面罩、防護衣等臨床不可或缺的醫療重點物資，設置專責病房與隔離病房所需進行的空間改造，都得要緊急購置調度。為降低接觸風險且兼顧高品質照護，醫療資訊科技的導入亦扮演了至為關鍵的角色。乃至平時向外敞開的醫院大門，當面臨嚴格實施門禁管制時，院內行政人員無分酷暑或寒冬需於門口站崗值勤。

再則，針對擔心可能染疫傳給家人或是被匡列隔離的醫院員工，需要在外另覓獨立的暫居住所時，院方也得尋找各種資源。在醫院外頭，來自廣大民眾、企業和民間團體的善心捐助，更為身處醫療前線的戰士們築起最堅強的後盾！

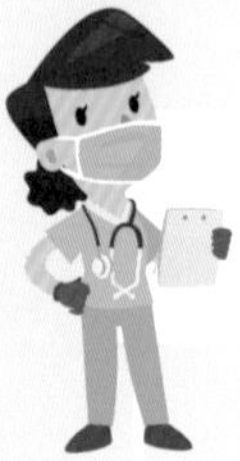

本單元受訪者名單

（以下排列根據內文首次出現先後順序）

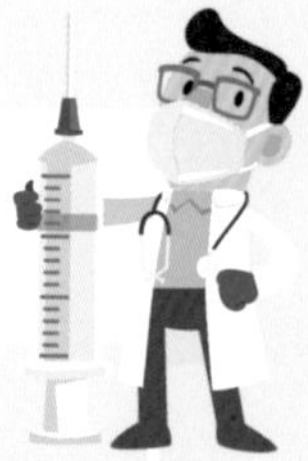

梁靜媛－臺大醫院總務室主任
黃俊偉－臺大醫院總務室專員
曾欽献－臺大醫院總務室專員
羅國鵬－臺大醫院工務室主任
沈書甄－臺大醫院 6E1 加護病房專科護理師
楊靜鈺－臺大醫院門診護理長
黃藍儀－臺大醫院總務室副管理師
王亭貴－臺大醫院副院長
林孟璇－臺大醫院 6E1 加護病房護理師
尚榮基－臺大醫院資訊室協理
莊啟祥－臺大醫院資訊工程師
何世軍－臺大醫院資訊工程師
胡勝倫－臺大醫院資訊工程師
熊漢昌－臺大醫院資訊室程式設計二組經理
陳權忠－臺大醫院資訊室系統網路組組長
胡文郁－臺大醫院護理部主任
林綉珠－臺大醫院護理部副主任
劉瑋琳－臺大醫院感染管制護理師
陳宜君－臺大醫院感染管制中心主任
莊寶玉－臺大醫院護理部督導長暨品質管理中心副主任
賴逸儒－臺大醫院副院長
吳明賢－臺大醫院院長
盛望徽－臺大醫院教學部主任
趙于萱－臺大醫院公共事務室主任

● 註：受訪者之部門與職稱以疫情期間為準

買不到搶不到！總務啟動緊急採購與分配

二〇二〇年從台灣陸續出現多起新冠病例時，社會一度陷入集體焦慮，大家搶買口罩酒精和消毒用品，當時行政院長蘇貞昌更宣布口罩禁止出口，優先供應國內需求，被徵用口罩的工廠周邊，甚至還得動用警察巡邏維持秩序。而醫療物資稀缺的困境，醫院自然體會最深。

院內負責物資採購與配給發放的總務室，以防護面罩為例說明，疫情尚未爆發前，醫院的防護面罩用量每個月平均約為十個，爆發後的三個月內瞬間飆升為每個月平均需要兩千個。總務室主任梁靜媛解釋，出於爭取時效之故，已經不能再像過去以公開招標方式進行，必須改為緊急採購。並提到二〇二〇年口罩由政府全數徵用時，中央雖有撥發但仍不足、需啟動緊急採購，「可是廠商卻說不能供應，那時我們真的被嚇到了，因為醫院的口罩庫存量已經降到很低……」兼之看到一般民眾竟戴著由政府徵用撥予地方政府、可防濺血的外科口罩（第二等級醫療器材），但配發到醫院的卻有部分是僅能防口水噴濺的一般醫用口罩（第一等級醫療器材），當中還有掛繩斷掉、連鼻樑片都沒有的劣質品。

「這種感受實在很不好，前線同仁誤會他們的安全沒人在意，他們的家屬也會因為很擔心跑來反映。」於是梁靜媛主任偕同總務室同仁向疾病管制署（CDC）及台北市政府衛生局反映，遂才改為民眾可買到的是一般醫用口罩；醫院則同時獲衛生局分配有第一等級和第二等級，好讓第二等級醫療口罩能提供給第一線的醫護人員使用，保障工作安全。為使有限物資能分配得宜，總務室人員必須更小心地管控物資。

此外，為了搶購因應疫情管制所需人體測溫用的紅外線熱影像儀，大年初二也得努力撥打電話和廠商周旋，總務室專員黃俊偉回憶這段經歷說：「農曆年假期間很難聯絡到人啦！好不容易聯絡到，人家只會問你要不要，不要就立刻轉手，當下我們只能以買得到為原則。」他描述，最瘋狂時根本沒有議價空間，貨物只要一入港隨即被搶走，甚而還有北貨南搶，廠商根本不用運送、物品當場就直接拖走的現象。

想要採購防疫物資，不僅動作要快，還得動之以情、說之以理。總務室專員曾欽獻形容，有無數次廠商業務表明工廠端來不及生產供貨，請醫院別再下訂單，但醫院承辦人得苦苦央求：「是因為真的不夠用所以才要下訂，請你盡量催、拜託老闆優先供貨給我們好嗎？」最後還得加上「台灣廠商支持台灣的醫療體系，也是守護你們自己的親友」等說法，盡力爭取。

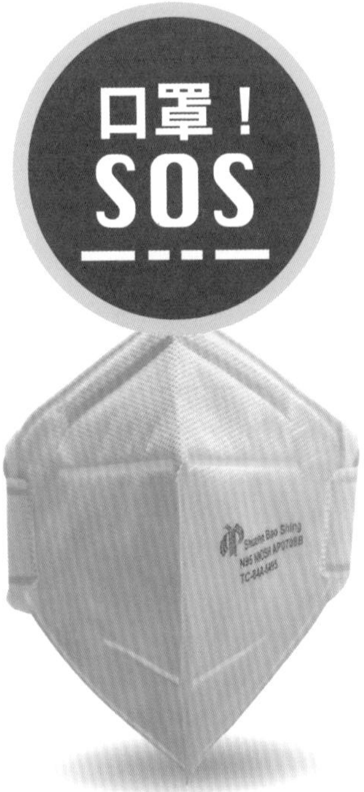

政府史無前例徵收口罩。

近距離接觸病患的醫護人員壓力大，位在後端的總務也不輕鬆，每天的步調同樣十分緊張。梁靜媛主任說當下廠商表示無法出貨時，她和對方窗口甚至急到兩人都哭了出來；她也一度更因為精神壓力太大嚴重頭痛到吐，躺進急診室裡吊點滴。不只如此，總務人員卯足全力搶購防疫物資的同時，經常碰到短期內價格以倍數起跳的商品，假使未來被稽核或檢討時還要能說明理由的正當性，「做緊急採購，心臟還要夠大顆才行！」黃俊偉專員說道。

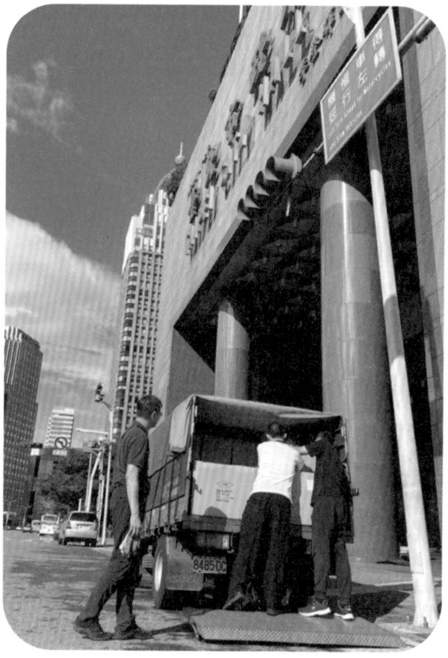
總務室同仁至市政府衛生局領取口罩。

儘管過程中心驚膽跳，最終總算是有驚無險，物資都能補上，得以及時銜接醫院需求，使整個醫療組織都能順利運轉。曾欽獻補充，其中也要感謝許多隱形國家隊對醫療體系的支持，這些將工廠設置海外的醫療耗材廠商，在歐美重災國家願以高出台灣數倍價格下單的情況下，選擇放棄高額利潤並冒著違約風險，努力支撐起台灣醫療的後勤供應，是幫助醫護度過一波波疫情衝擊的幕後功臣。

切斷病毒傳播鏈，及時打造安全抗疫環境

過去曾有過多次人類對抗可怕病菌的歷史，中世紀肆虐歐亞大陸的黑死病奪走上億人的生命，當中就有人們嘗試以自我隔離的方式來做為防治。歷經幾個世紀，目前我們對於新興傳染病最重要的醫療手段仍聚焦在控制病毒的傳播上，透過隔離盡可能爭取到最充裕的時間和空間。

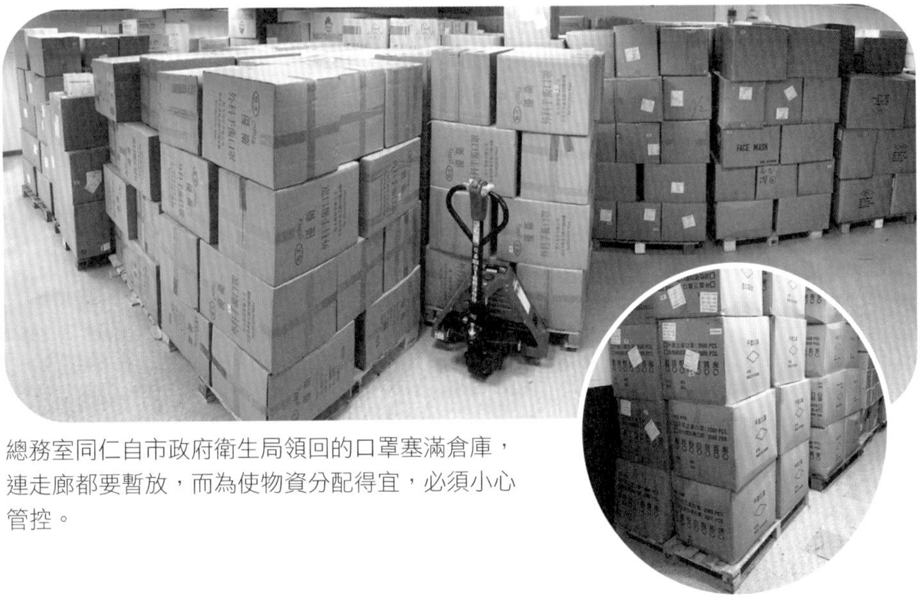

總務室同仁自市政府衛生局領回的口罩塞滿倉庫，連走廊都要暫放，而為使物資分配得宜，必須小心管控。

只是當時在尚未有醫院的情況下，必須採取建造獨立「隔離所」的做法，也就是在城外搭蓋小木屋收容染病者。如今，我們有了現代化醫院，則可透過分區分流及設置負壓空調系統的病房達到感染控制的目的。

主要用來集中收治確診或疑似病人的防疫專責病房，環境的設置絕大部分由工務室來執行。然而，疫病期間打造一個潔淨安全的醫療環境，動線規劃至為重要，以免空間分區不明確，造成原本應保持乾淨的區域受到污染，因此也需要院內的感染管制中心提供策略與規劃。像是該在哪裡穿脫防護裝備、該在哪裡消毒洗手、病房內如何良好換氣通風等等細節，現場由感管師們一一評估，並和工務室與第一線照護的臨床人員溝通及確認。

工務室主任羅國鵬回顧，工務室施工建置的腳步隨疫情進展馬不停蹄，所幸皆能如期完成。舉凡二〇二〇年一月疫情初現時院方立刻決定將西址兒童心理中心一樓整修為「疫病門診」；四月又因疫情升溫，急診處病患眾多，需於戶外搭置「篩檢站」降低交叉感染的風險；乃至二〇二一年四月下旬發生萬華茶藝館確診群聚事件，導致大量病患湧入臺大醫院，原有負壓隔離病房不敷使用，必須趕緊增設疫病病房等，每次一接獲命令，立即就要趕快動員、啟動改造工程。

就建置防疫專責病房而言，以一人一室、避免病患間交互傳染為原則，但臺大5E3專責病房中原本附有前室的單人負壓隔離病室僅有兩間，其餘十七間則是需要加以改造的普通病室了。工作項目林林總總，重點包括：

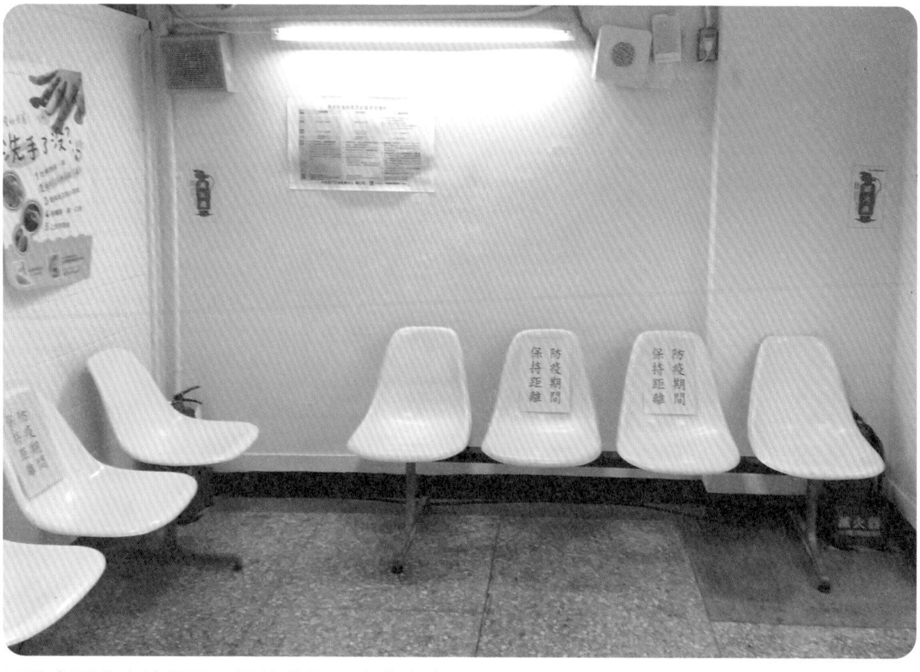
洗手了沒?
防疫期間
保持距離
防疫期間
保持距離

工務室因應疫情需要，迅速動員，啟動改造工程，馬不停蹄協助整修「疫病門診」。

重點一、原雙人房內的另一床需移除，房內所有布質隔簾和不必要的裝置、配備也要移走，避免造成污染也有助縮短清潔時間。

重點二、在被移走的病床位置加上紅色地線標示作為「類前室區」，讓醫護人員可以在這裡脫除防護裝備，形成一個相對安全的區域，同時提醒病人不可踏入。

重點三、普通病房內設置移動式ＨＥＰＡ高效過濾紫外線殺菌清淨機，攔截過濾空氣微粒並殺菌，從底部抽風至上方排氣管排出室外，創造出「微負壓」環境。隔離病人活動範圍則應盡量靠近窗戶和ＨＥＰＡ清淨機，藉此降低飛沫傳播和感染的風險。

重點四、病房內設置電話和監視器，便於醫護人員電話問診、隨時觀察病人或進行初步評估，減少進出次數。如患者有更衣或有保護隱私考量的行為時可至浴廁內。

重點五、在病房外的護理站是乾淨區，入住和後送病人皆不經過這裡，和隔離病房區之間則會透過腳踏板控制式的自動門作為區隔。且門上需張貼提醒標語，表明該空間是隔離區或乾淨區等。

羅國鵬主任說，為了能在短時間內建置出微負壓病室，工務室商請廠商提供十五台庫存移動式HEPA，也立即採購了六十台離心式排風機、十台軸流式排風機來解決燃眉之急。不過，有鑑於排風機設備並不具備過濾殺菌的作用，在使用上難免存在安全疑慮，隨後即緊急採購含有高效濾網及紫外線殺菌燈的移動式HEPA機，將近七十台，提升各專責病室防堵病毒擴散的效果。

怕傳染給家人、被匡列！提供第一線同仁安心住宿的環境

「工作上還是會擔心，是不是哪一天就被感染了？其實不是怕自己生病，真正害怕的是會把病毒傳染給無辜的家人……」專科護理師沈書甄說道。

「初期疫情狀況不明，第一線護理師壓力都很大，不敢回家啊！還有同仁家人直接說是不是住醫院比較好，有些人自己就選擇住旅館，但也都默默沒講什麼，後來才曉得有這樣的事。」護理長楊靜鈺心疼表示。

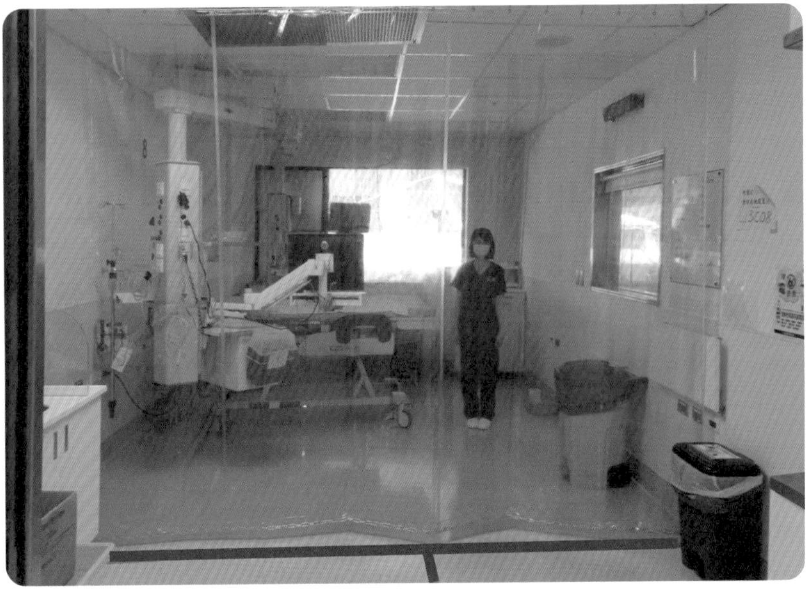

在病房內加上紅色地線標示作為「類前室區」，形成一個相對安全的區域。

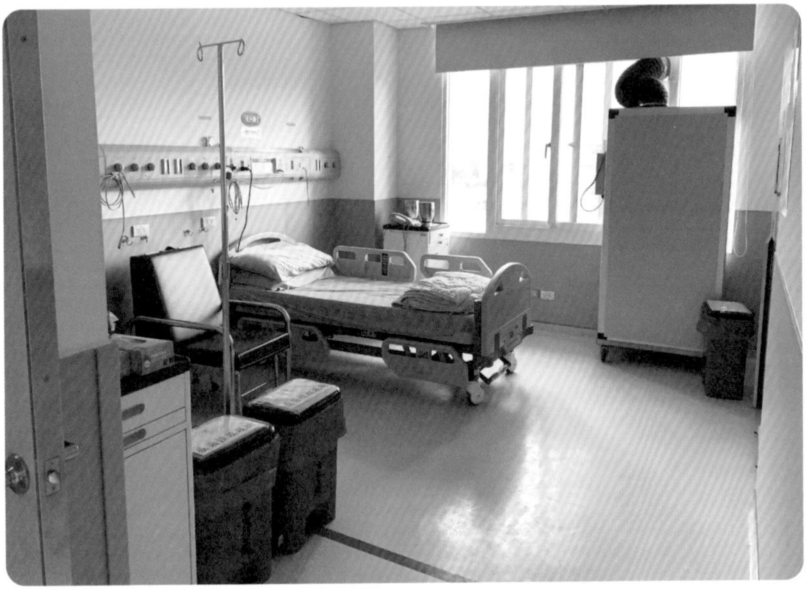

建置防疫專責病房而言，以一人一室、避免病患間交互傳染為原則。

儘管院方已做了安全的環境建置，讓所有照顧確診病人的醫護都有適當防護，但長時間身處在看不見敵人的環境中，同樣也有家人、孩子的他們，仍免除不了內心對未知的恐懼。上班時身心已經在繃緊神經的高壓狀態下，下了班仍無法放鬆返家休息，總務室副管理師黃藍儀表示，總務室得知後遂在二〇二〇年八月底的一次疫情會議中提出安心床位住宿方案，經決議後院方立刻啟用仁愛宿舍及景福館兩處地點，讓照顧專責病房確診個案的醫護可以安心住宿，以免造成同住家人的壓力。且住宿期間均由總務室的清潔外包人員定時打掃公共區域、衛浴空間及清運垃圾，在退房及房間清空後也會進行清消作業。

那麼，假使有醫護人員因工作接觸COVID-19確診者而必須進行隔離時，又該怎麼辦呢？臺大醫院副院長同時身兼企劃管理部主任的王亭貴回憶，防疫旅館的規劃肇因於二〇二一年五月社區感染爆發，加上該月也有工務室染疫事件而必須隔離多位人員，「初期我們將同仁安置在醫院的病房裡，但考量病房各項設施畢竟還是不理想，而且也把病人的床位占住了。」而當時台北市尚未有防疫旅館相關措施，於是醫院只能自行積極向外尋求奧援。

經總務室實地查看後選定鄰近及交通便利區域，並進行比價之後，和天禾旅店、儷客旅店、柯達飯店、天成飯店等旅館合作，將「有接觸確診者之隔離對象」且PCR篩檢呈陰性的人員，在周全的轉送SOP下迅速平安送至防疫旅館進行安置。假若期間有身體不適情形，也會在立即回報後由院內感管中心安排床位、聯繫救護車，接送回院檢查以確保安全。

但是，後續還有防疫旅館費用的問題，誰來支付？由於臺大醫院是臺大醫學院附設醫院，屬公家機關，各項經費使用都有嚴格規定，當時擔負住宿費用對醫院可說是一大負擔，無疑是雪上加霜。所幸後來有許多社會善心人士慷慨解囊捐款，讓院方得以成立「傳染病防治專款」撥付款項，度過此波疫情衝擊。

「因為怕影響家人，我告別家人，正式入住醫院安排的宿舍。那是一個封閉的環境，雖然我還能走出去戶外而非隔離，仍會感受到離開家人和朋友的孤獨感。白天前往醫院的時候，儘管有著抗拒，但為了工作以及守護第一線的使命感，我們義無反顧；下班後，踏著夜色才想起要害怕，不知道這場仗會打多久？我們真的等得到黎明的那時嗎？」疫情升溫初期曾暫住防疫宿舍、在6E1加護病房工作的護理師林孟璇回顧當下，如此記錄了自己的心情。

或許這樣的心路歷程，也正是那段時間裡多數醫護人員的真實寫照。

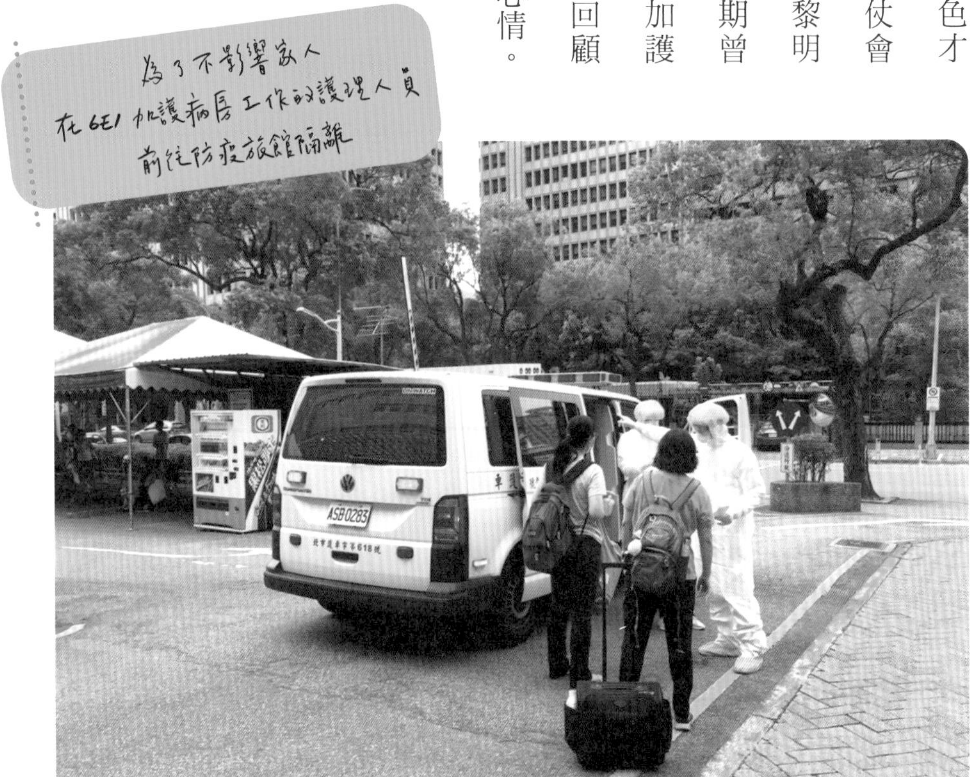

為了不影響家人
在6E1加護病房工作的護理人員
前往防疫旅館隔離

院方派遣救護車送隔離同仁前往防疫旅館。

面對突如其來的疫情，人們所有的生活節奏瞬間被打亂，居家上課、遠端工作、運用視訊和即時通訊應用程式溝通的模式，從不尋常已變成了日常。資訊科技的發展，讓我們在諸多不便中得以應變，各產業紛紛導入數位化工具和系統。從醫療端來看，數位科技的應用更是維持醫護量能、提升醫療效率的重要推手。

早在40年前，臺大醫院便率先借助資訊科技的力量，協助各項醫療作業，自行規劃開發並維護院內的醫療系統和應用軟體。資訊室協理尚榮基表示他們和醫護人員同步，也在二〇二〇年春節時就開始為疫情做準備，「第一個接到的任務，就是配合政府做旅遊史（TOCC）的查詢，設計門禁管制系統。最大的挑戰是只要系統稍有不穩、速度一慢，門口就會排一列長長的隊伍。」負責此項工作的資訊工程師莊啟祥則提到其困難點在於，必須隨時且即時地配合健保署進行系統上的調整，像是隔離天數從「14＋7」到「10＋4」、「7＋7」，都在系統內加入提示視窗，好讓每一位在醫院門口的值班人員能快速掌握、落實門禁管制。

為了減少人與人的接觸、降低感染風險，也要立即調配人力及添購設備協助建置網路視訊的環境。其實在疫情之前，臺大醫院的視訊皆已有相當紮實的資訊基礎建設，像是院內的遠距照護中心過去的視訊系統就很完整，資訊加密的機制也很完善。如今因應新冠肺炎疫情，配合健保署啟動「遠距通訊診療2.0版」擴大遠距醫療服務，資訊團隊也要協助其他科部導入遠距診療平台。

另外，在具有高風險性的急診室，也建立了「急診雙重檢傷與視訊加值診療流程」，資訊人員透過現有具備端對端加密功能的會議系統，讓醫師可透過視訊診療和病患會談，包括詢問病史、視診與X光影像報告的解說，後續再依臨床需要穿著兔寶寶裝備進入疫病診間，直接面對病人進行身體檢查與採檢，有效減低醫護人員的暴露風險。

尚榮基協理笑稱資訊室的角色有點類似漫畫中的哆啦A夢，隨時要根據臨床醫療的需求在時效之內提供解決方案。其中有不少臨時性的任務，資訊工程師何世軍以疫苗注射站的硬體配置為例說明，收到通知的幾天內可能就要架設完成，但能夠使用的電腦數量當下不足就得趕快去調貨。另一位資訊工程師胡勝倫也回憶，有一次要從零開始搭建臨時篩檢站，包括有線網路和無線網路的架設，必須在半天內的時間完成。

而在疫苗開打之後，隨著中央流行疫情指揮中心宣布最新接種對象，資訊室裡的程式組人員可應變的時間同樣也十分短暫。「這段期間的確有很多是限時性的要求，我們每天也是下午兩點看到中央流行疫情指揮中心召開的記者會後，才知道哪些人開放施打。」程式設計二組經理熊漢昌解釋，疫苗門診需依據逐漸開放的各個類別進行調整，將掛號名單與健保署資料庫進行身分檢核。尚榮基協理補充，在初期疫苗量少的情況下確實因此發生混亂，比方說有一陣子開放醫護人員的同住者施打，但這樣的資格當時沒辦法查到相關資訊或透過應用程式加以檢核，「好幾次碰到有人已經完成掛號，但因為資訊無法比對，在疫苗施打處苦苦等候，不願意離開。」

在醫院全面取消探病時期，以及正在接受隔離治療的確診病人而言，視訊科技更是一座搭起聯繫、互動的橋樑。系統網路組組長陳權忠回想，有些年長患者並沒有LINE、FB等數位聯繫管道，病房內的照護人員也不可能提供自己的私人帳號供其使用。最後是由醫院準備幾台過去醫師巡房退下來的平板舊機，搭配院內的視訊會議系統，讓病患和家人能夠隔空交談、相互鼓勵，甚而在病危臨終之際得以做最後的道別。

杜絕防疫破口，從門禁管理做起

當全世界大多數人們都在試圖遠離COVID-19病毒時，相反地，醫院則是以最近距離正面迎戰病毒的唯一場所。而如何監測、控制院內環境，防止COVID-19在患者和工作人員之間進一步傳播，也成了醫療機構的當務之急。

包括嚴格限制進出醫院的人數、進入前量測體溫、強制佩戴口罩、設立

TOCC及實聯制資訊系統等等，都是為了預防發生感染的必要措施。護理部主任胡文郁表示，一開始比較困難的是該怎麼管制人流，因為從外部可進入醫院的門有十來個，「要封閉或開放哪幾個地方、是要在大門口做還是讓各個病房的護理長管控……，大概有一兩個禮拜的疫情會議都在討論這些。」最後決議把戰線拉到門口。負責規劃門禁管制的感管中心護理師劉瑋琳說明，當時許多醫院的門禁管制是由病房執行，這部分也要考量臨床端是否有人力可以做得到，若是醫院大門沒守住，可能反而污染了病人區及醫療區；要是將乾淨範圍擴大，受到污染的機會也會變小。

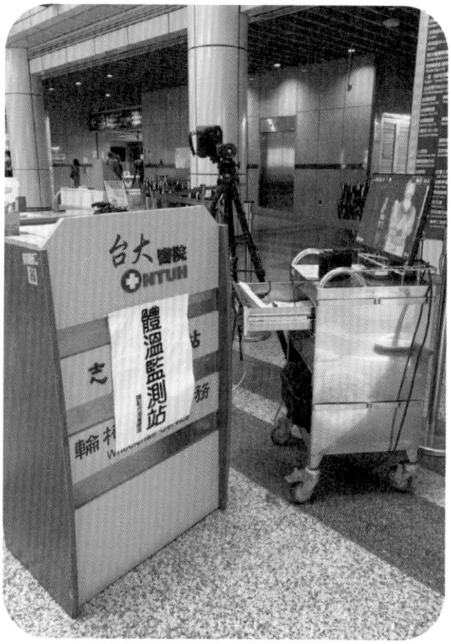

出入口皆設有體溫監測站。

由於一開始缺乏資訊科技的導入，只能用土法煉鋼方式，全部運用現有人力管控。這樣一來又面臨現實上的問題：誰來守門口？過去入口管制是安全衛生室的職責，但人力已不敷需要。初期遂先由人數較多的護理師團隊駐守，並分配非在第一線照護病人的護理師排班輪值。護理部副主任林綉珠回憶，當時不巧遇到低溫寒流來襲，「只好趕快去幫忙徵調暖氣、暖暖包各種保暖用品啊！」這些白衣天使們一面執行著日常專業的護理工作，時間一到又要站門口的模式，約莫持續了十來天。

考量護理師應保留未來長期作戰的戰力，院方自二〇二〇年二月中旬左右，便決定由行政單位所屬同仁輪流支援急診部以外的五個出入口，為民眾進行體溫監測及TOCC查檢作業，行政人力支援調配事宜則由人事室規劃。感染管制護理師劉瑋琳指出，院內的行政人員不見得熟悉相關醫療知識，對疫情的恐懼其實不亞於一般民眾，感管中心同仁在初期也會接到同仁打來詢問、甚至抱怨的電話，因此她必須不厭其煩地接受關於疫情的各種諮詢。後來感管中心也迅速地針對門禁管制人員辦理教育訓練，以消除其對感染的疑慮。

在醫院入口實施管制，不但能防堵疫情擴散，對於維護人員、設施或財物的安全也有助益。感染管制中心主任陳宜君指出，因院區過去相當於開放的公眾場所，不免會有人藉探病名義進入，而有物品遭竊等情事，「現在發生次數幾乎歸零了，這都要歸功入口管制的措施。」

然而，就和篩檢、隔離這些疫情期間的其他措施一樣，進出臺大醫院只剩東西址、兒醫大樓各一個門難免會有不方便，加上TOCC與陪病或探病的規範常因滾動式政策需進行無數次的修改，「不得其門而入」常讓許多患者家屬慌亂心急、抱怨連連、惱羞成怒。護理部督導長暨品質管理中心副主任莊寶玉更說，門口輪值的保全或同仁甚至被投訴，就連病房端也會碰到難以管控、找漏洞鑽的家屬，感嘆：「感染管制對防止疫情擴散相當重要，但是和人性化照護這件事，實在是難以兼顧。」副院長賴逸儒心疼協助門禁管制人員的辛苦，同時也呼籲身在流行疫病中的每一個人應盡量合作、彼此體諒。「這段期間必然都會有一些優先順序，有時一個防疫政策宣布下來，在非常緊急的狀況下真的沒辦法面面俱到。偶爾犧牲一點點自己的方便，才能保護自身也保護他人。」

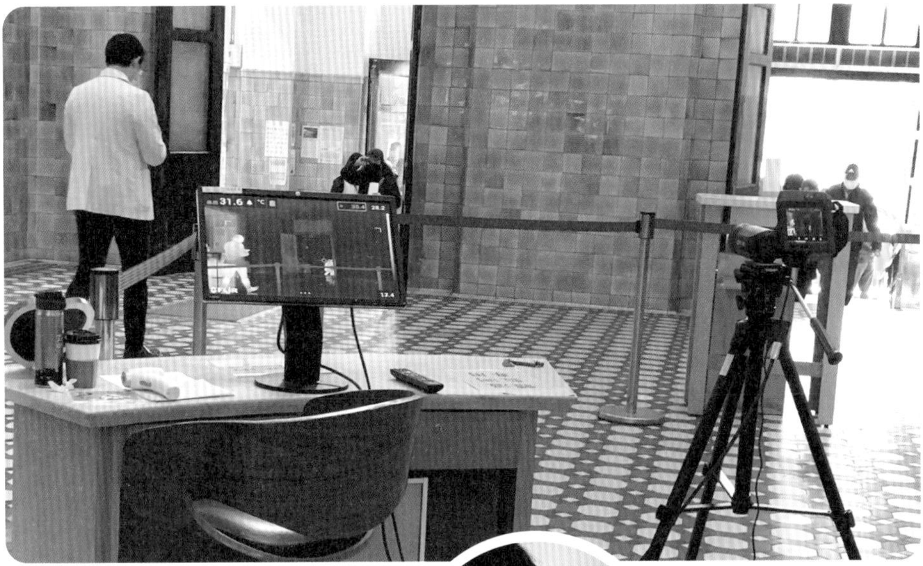

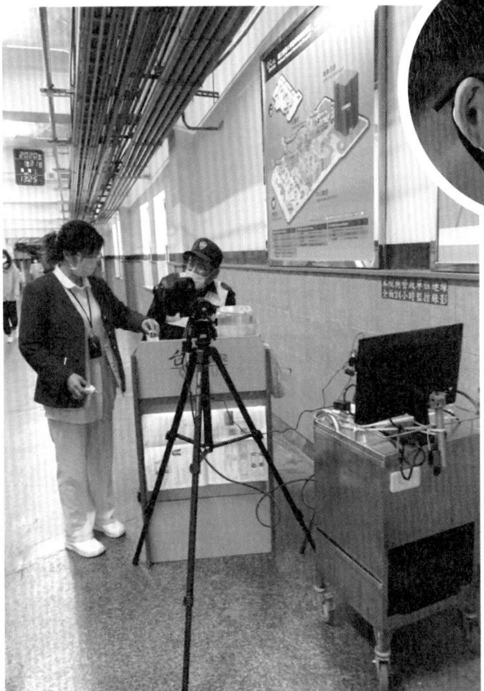

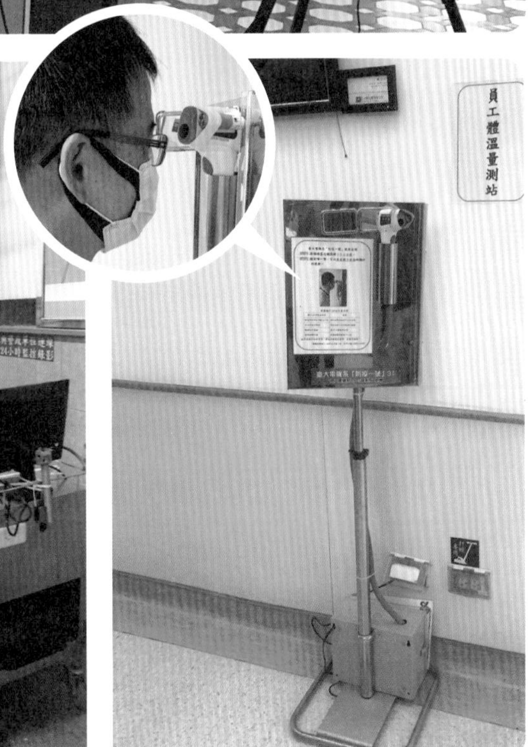

於醫院各出入口設置紅外線體溫儀監測設施，並分別於東址大樓、西址大樓及兒醫大樓分別放置「防疫 1 號」，監測體溫也是防疫重要一環。

雪中送暖！各界善心捐贈成抗疫最大動力

病毒毫不留情地肆虐人間，但人間仍有愛。

儘管疫情對大多數產業與個人都帶來了劇烈的動盪，各界善心卻意外地大批湧入醫院，用最實際的行動力挺醫護。從臺大醫院官網設立的「COVID-19抗疫物資——感謝大家專區」中，直至今日依然可以看到許多社會大眾或機構慨捐物資，從水果、餐盒、飲料點心到口罩、快篩劑、防護衣，乃至採檢站、負壓隔離設備與重症患者亟需的裝置，不一而足。

院長吳明賢手中翻閱著捐贈紀錄，細數臺大醫護在疫情期間自台灣各地接收到的愛心。「你看，民眾很可愛，有錢的捐錢、有力的出力，全國各地的學生也寫卡片、感謝信，用各種方式支持，無非就是了解臺大醫院的重要性，也擔心我們會因此倒下，這正是我為什麼一直說臺大急診不能關閉的原因。」

對於SARS期間站在第一線臨床照護病人的教學部主任盛望徽來說，更能感受到這次疫情下來自全民的溫暖愛心，他回顧二〇〇三年時不論感染者或照顧感染者的醫院均遭受不少社會歧視的眼光，「但這次不同，包括民間企業、身邊友人或大眾都提供了贊助和鼓勵。」經常代表臺大醫院接受各界捐贈並致感謝狀的公共事務室主任趙于萱補充，每一個善舉和關懷，醫護人員都感佩在心，但因疫情期間無法一一當面致謝，所以特別在醫院官網設置捐贈物資感謝專區，透過公開方式表達深切的謝意。

COVID-19不僅來得突然，延燒兩年多的疫情更是瞬息萬變，期間醫院收入減少，但防護物資及檢驗等相關防疫費用十分龐大且無法預知。特別是二〇二一年五月在本土疫情嚴峻時，臺大又爆發工務室員工確診事件，吳明賢院長說明，當時政府還未有防疫旅館的規劃，長達兩個月時間院方需自行處理隔離事宜，一些熱心朋友主動致電詢問表示願意協助，後來也順利幫忙找到旅館。但是，被隔離者的住宿費用、三餐飲食怎麼辦？兼之工務室事件隔天臺大做出全院一萬多人普篩的決定，而這些檢驗政府一開始也沒有公費補助。

基於臺大是公家機關，各項經費支出名目早在先前都已編列完成，必須按照規矩、有一定的流程，而政府撥發的公費也需要一段時間，實在緩不濟急。所幸多家企業及社會善心人士捐獻，吳明賢說大概短短兩個禮拜便湧入超過一億元善款，為妥善分配運用，院方遂於五月三十一日成立「傳染病防治專款」。王亭貴副院長

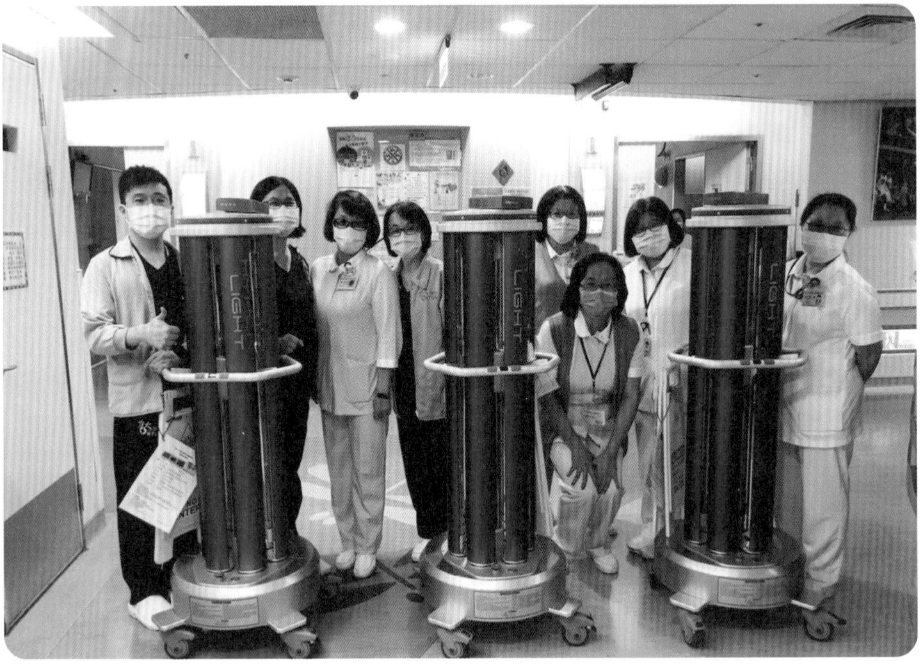

疫情期間，許多善心人士贈送各種防疫物資。

提及，至二〇二一年底此專款下的捐款共計1.64億元，包括防疫物資、防疫住院、防疫旅館、防疫交通費、防疫研究、COVID-19篩檢、HEPA設備、防疫獎勵金等必要支出，皆得益於大眾無私的奉獻。

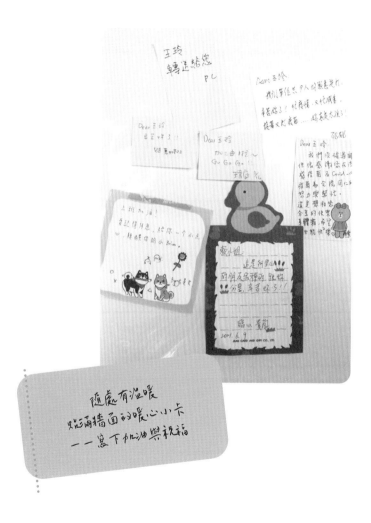

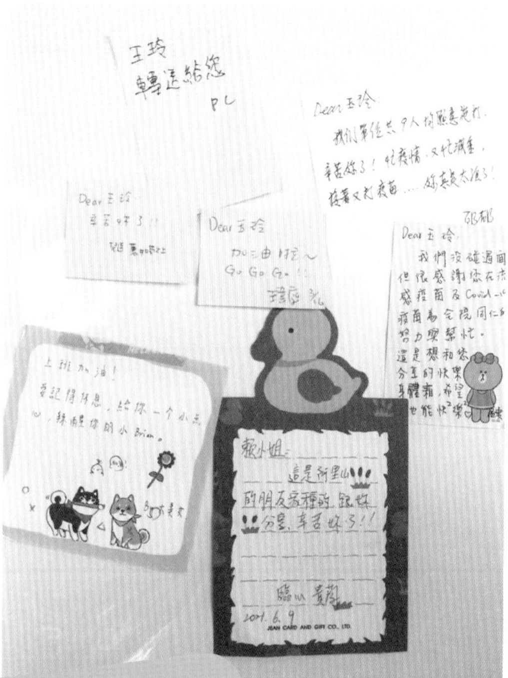

隨處有溫暖
貼滿牆面的暖心小卡
一一寫下加油與祝福

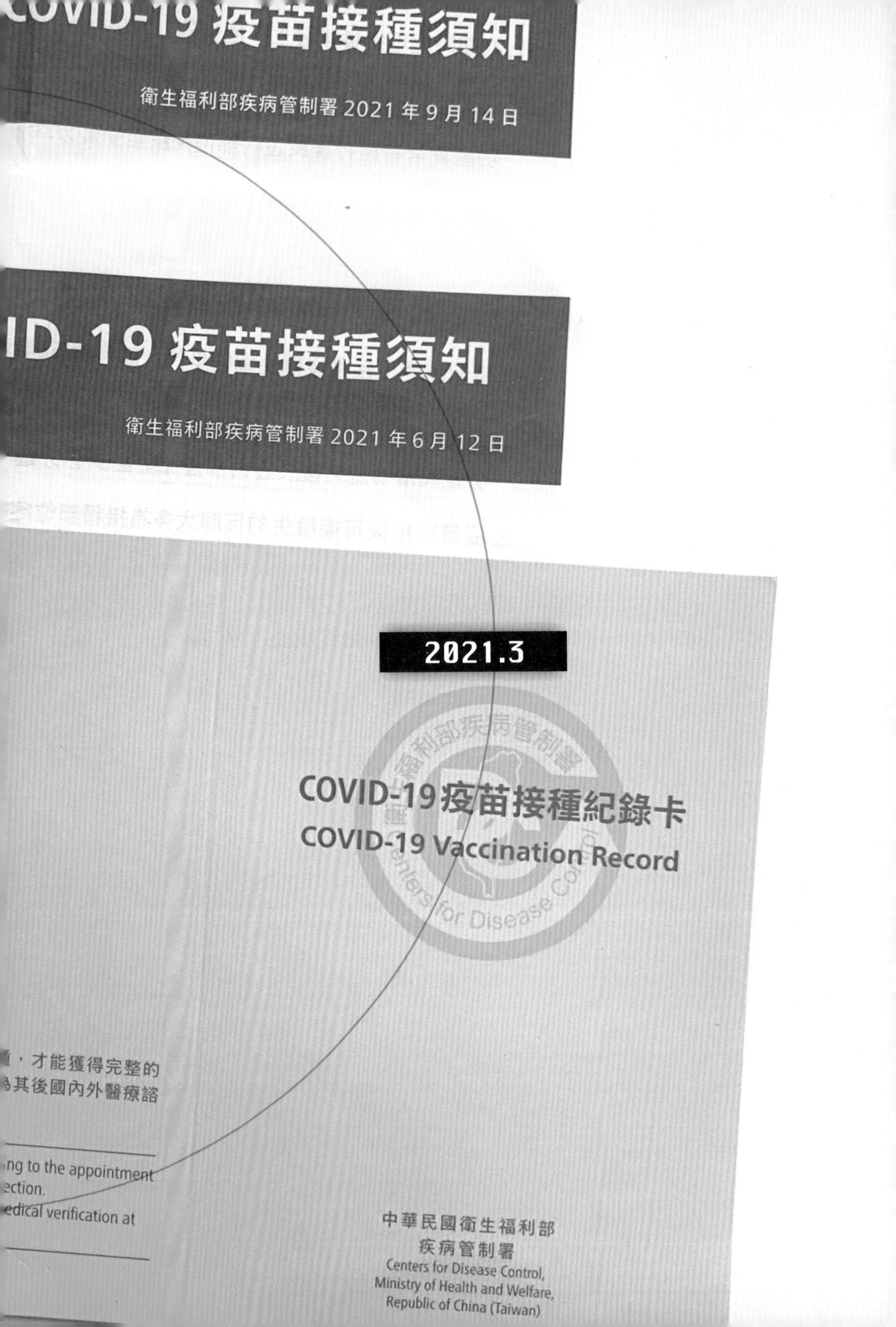
COVID-19 疫苗接種須知
衛生福利部疾病管制署 2021 年 9 月 14 日
ID-19 疫苗接種須知
衛生福利部疾病管制署 2021 年 6 月 12 日
2021.3
COVID-19疫苗接種紀錄卡
COVID-19 Vaccination Record
中華民國衛生福利部
疾病管制署
Centers for Disease Control,
Ministry of Health and Welfare,
Republic of China (Taiwan)

PART 3

全民免疫力大戰：疫苗施打

安全而有效的疫苗，是讓身體產生保護力的重要工具。二〇二〇年，隨著 COVID-19 在全球造成大流行，世界各國政府無不競相研製疫苗來因應。先是俄羅斯在二〇二〇年八月完成名為 Sputnik V 新冠肺炎疫苗的批准；該年十二月，美國食品藥物管理局（FDA）亦核可了輝瑞 BNT（Pfizer-BioNTech）和莫德納（Moderna）兩種 mRNA 疫苗的緊急使用授權；隔年二月 AZ 疫苗（Astra-Zeneca）也獲得了 WHO 的核准，終為人們對抗病毒帶來一線曙光。

於是，二〇二一年的第 1 季，世界各國開始接種新冠肺炎疫苗，台灣也在三月初取得首批 AZ 疫苗共 11.7 萬劑。後續除了台灣自購之外，日本、美國、立陶宛、波蘭等多國政府，以及台積電、鴻海暨永齡基金會、慈濟基金會等皆伸出援手贈送疫苗，開啟青少年校園疫苗施打，共同打造全民免疫力。

而身為醫界龍頭的臺大醫院，更積極配合政府大量施打的政策，於創院百年以來首次接下如此大規模社區接種的任務，每天為上千名民眾接種。自 COVID-19 疫苗開打後，每日最高可達四千人次以上，迄二〇二二年十一月二十一日累計施打超過 48 萬人次。

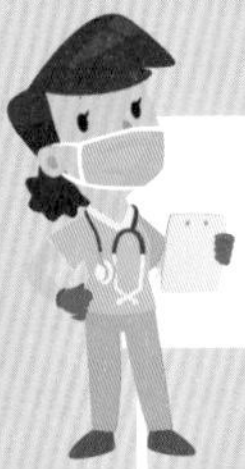

本單元受訪者名單

（以下排列根據內文首次出現先後順序）

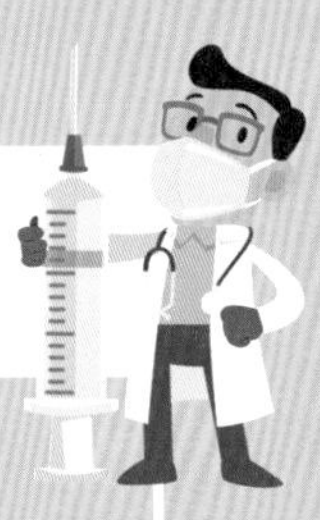

張上淳－臺灣大學副校長／COVID-19 中央流行疫情指揮中心專家諮詢小組召集人
吳明賢－臺大醫院院長
張皓翔－臺大醫院家庭醫學部主治醫師
高淑芬－臺大醫院副院長
邱瀚模－臺大醫院健康管理中心主任
施景中－臺大醫院婦產部主治醫師
王心忻－臺大醫院總務室組長
廖婉君－臺大醫院健康管理中心經理
温慧敏－臺大醫院護理部護理長
梁靜媛－臺大醫院總務室主任
蘇詣鴻－臺大醫院總務室高級管理師
張佩珍－臺大醫院門診部副主任
朱蓁蓁－臺大醫院藥劑部門診調劑組組長
黃織芬－臺大醫院藥劑部主任
高嘉宏－臺大醫院副院長

● 註：受訪者之部門與職稱以疫情期間為準

臺大醫院
COVIC- 19 施打紀錄片

請掃 QR Code

帶頭示範、安定人心！為政府首長施打全國第一針

台灣新冠肺炎疫苗的施打於二〇二一年三月二十二日開跑，開放第一批施打對象為醫護人員。當時，全球還正處在疫情嚴峻的狀態，然而這座寶島上的人們因疫情相對穩定，仍沉浸在本土零確診的如常生活中。談到疫苗，多數人要不是興趣缺缺、持保留態度，否則就是對疫苗的效力和副作用心存疑慮，更有媒體指出那時連台北市的醫事人員施打意願都不高。

事實上，不只台灣，張上淳副校長指出，對疫苗不願接受或信心不足等負面反應，許多歐美國家還更嚴重。「有些人會覺得疫苗是外來物，對人體不好。也有一部分人會想疫苗這麼快就被開發出來，缺乏長時間的驗證，真的安全嗎？之後會不會出現其他問題？這樣的顧慮都會有。」他也坦承，即便是在醫療專業領域工作，

同樣也有少數人抱持相同想法。

因此，在首批AZ疫苗抵台並完成檢驗封緘程序，終於要在全台五十七家醫院同步開打的三月二十二日這一天，為了提升全民對接種的信心，行政院長蘇貞昌遂帶頭施打疫苗，在早上七點多來到臺大醫院，在護理部護理長温慧敏的施打下接受全台第一針AZ疫苗。隨後院方於八點四十五分正式展開接種作業，副校長張上淳及院長吳明賢、感染管制中心主任陳宜君亦率先捲袖打了院內的第一針，接著依中央規劃由第一順位的醫護人員施打，包括在專責病房、負壓隔離病房工作或負責採檢任務的高風險醫療照護人員。吳明賢認為，此舉能帶來一股鼓勵與安定民心的作用，畢竟「要恢復社會或常規經濟活動，仍有賴疫苗」。

院內主要負責新冠肺炎疫苗注射的是家庭醫學部，家庭醫學部主治醫師張皓翔說明，疫苗初到時根據施打順序先從院內員工開始，後來也開放一些其他院所的醫事人員會來到臺大接種。及至對一般民眾開放時，疾病管制署遂委託設有旅遊醫學門診之醫院做為COVID-19疫苗接種的專責據點，由於臺大醫院是旅遊醫學門診教育暨訓練中心，自是責無旁貸。不過，他也表示這段期間因台灣本土個案疫情相對緩和，不只民眾就連醫療人員也缺乏危機意識，「那時疫苗打氣是真的很冷啊！接種站晾在那裡都沒有人要來。」並感嘆民眾的接種需求，經常會受到新聞事件和疫情發展的左右。尤其是二〇二一年五月萬華群聚事件爆發之後，突然間又湧入急著搶打的人，一旦沒能打到或遇到掛號額滿便情緒暴走抓狂，讓身在施打疫苗第一線的他感觸異常深刻。

全力配合市民疫苗開打！義不容辭啟用兩座大型場館

為了使全國民眾及早獲得群體免疫保護力，在多批疫苗陸續到位之後，中央流行疫情指揮中心便推動COVID-19疫苗大規模接種作業，並由公費支出供全台民眾透過社區接種站及大型接種站免費施打疫苗，至於公家機關、軍營和大型企業等，則藉由外展服務媒合醫療院所協助接種。

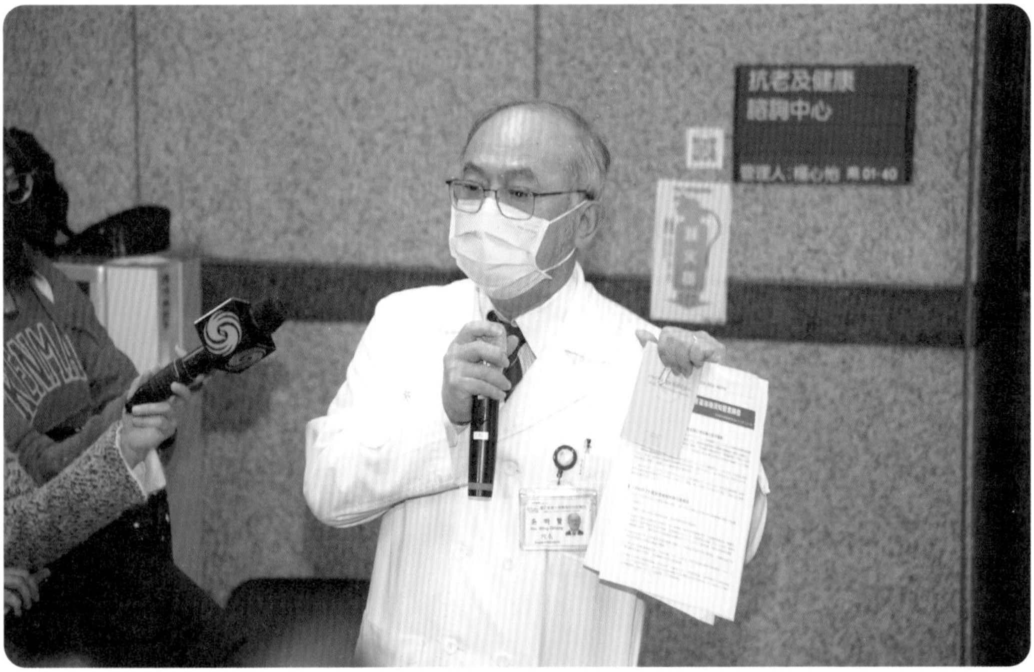

2021 年 3 月 22 日，開始施打 AZ 疫苗，吳明賢院長率先捲袖施打院內第一針。

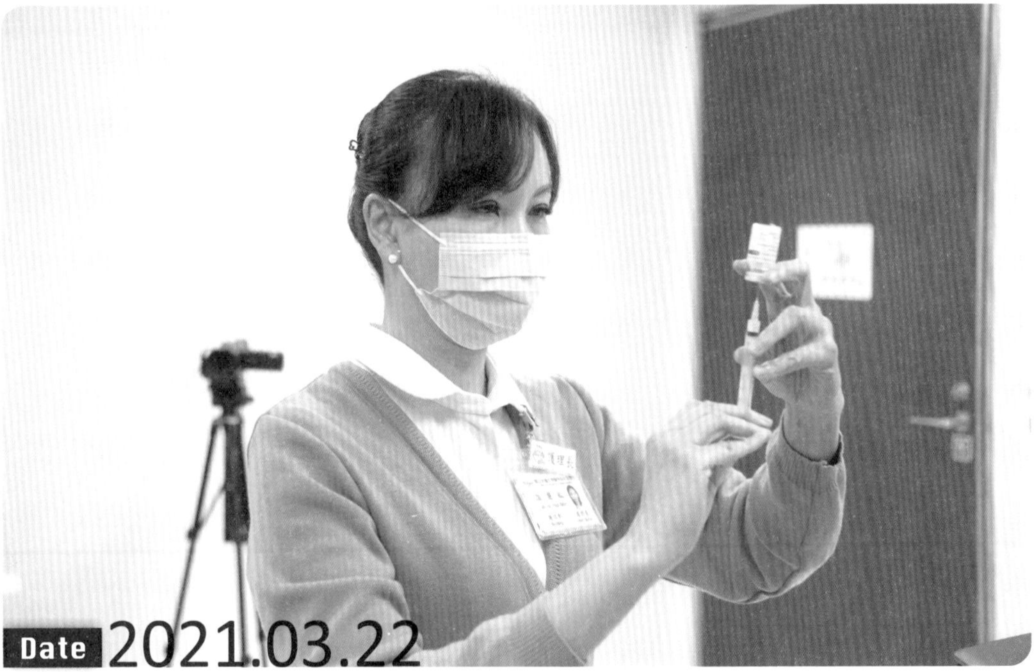

護理部護理長温慧敏施打全台第一針 AZ 疫苗。

隨著各縣市疫苗到貨量充足，快速施打遂成了當務之急。張上淳副校長回憶，臺大醫院臨危受命，在接到台北市政府衛生局分配一天需規劃七條接種動線後，「針對這些動線要放在醫院哪裡，想了很多可能的地點。」最後選定當時受疫情影響以致各項活動暫緩或停辦的國際會議中心，以及臺灣大學醫學院體育館兩處，他指出這兩個場館臨靠急診部，萬一施打現場發生任何緊急狀況，便能以最快速度提供適當處置。

過去，社區民眾的接種服務多由基層診所、衛生所提供，且由社區公衛護理師執行。儘管以往臺大醫院家庭醫學部有疫苗門診，一樓大廳亦曾做為短期流感疫苗的接種站，不過這次的接種量顯然相當龐大，可說前所未見，而且還得動用眾多人力。作為一間具尖端醫療、精密診斷及急重症病患治療照護等功能，並肩負研究與教學訓練等任務的醫學中心，會不會太大材小用？吳明賢院長表示，當時疫苗才剛開打，有不同廠牌、施打方式和劑量也不盡相同，加上不時有新聞報導少數人接種後可能會有較嚴重的副作用，「臺大有足夠的專業度，先由我們領頭來做，建立一個良好的模式之後，大家就可以放心地接受注射。」

要從無到有，設置足以服務大量民眾的疫苗接種站，舉凡電路管線、電腦或桌椅設備、各式醫療器材、現場人力等，同樣需要院內各單位的投入。副院長高淑芬在二〇二一年六月四日接收到院長交辦其負責統籌規劃的任務之後，立刻召集各科部開會。「嚴格來講，總共會需要將近二十個單位的共同合作，包括家庭醫學部、護理部、藥劑部、門診部、教學部、健康管理中心、總務室、安全衛生室、資訊室、秘書室、工務室等等。一開始我跟大家講得很清楚，只有疫苗打得越多越快，我們才能恢復正常生活，既然疫苗接種不得不做，我們要高高興興地做，建立疫苗施打的典範。讓民眾知道臺大可以做最頂尖的醫療，但是最基層的工作，我們也可以用研究的精神，建立標準化，會做到最好！」

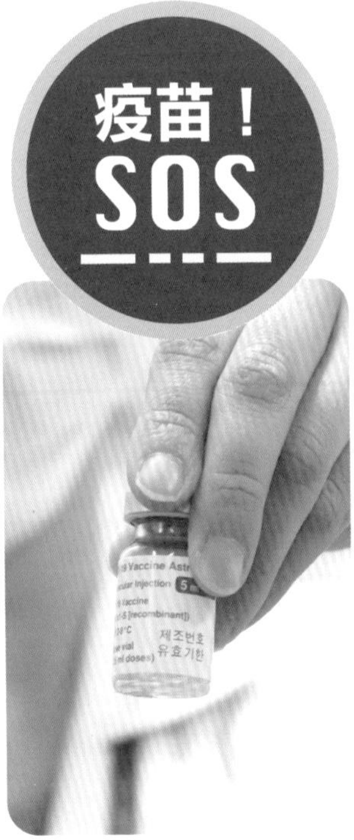

疫苗開打讓民眾獲得保護力。

壯觀的疫苗注射場館指引告示。

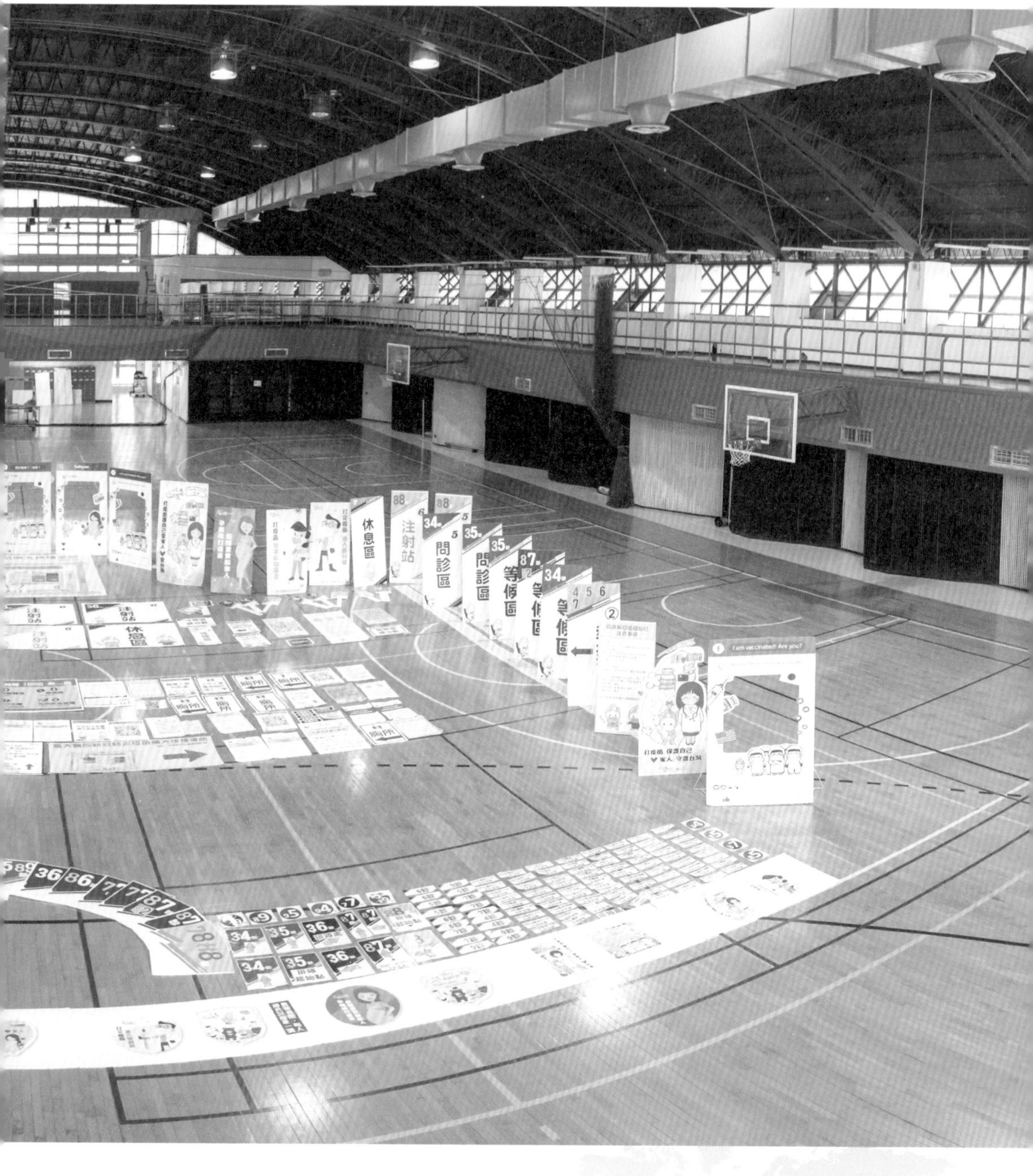

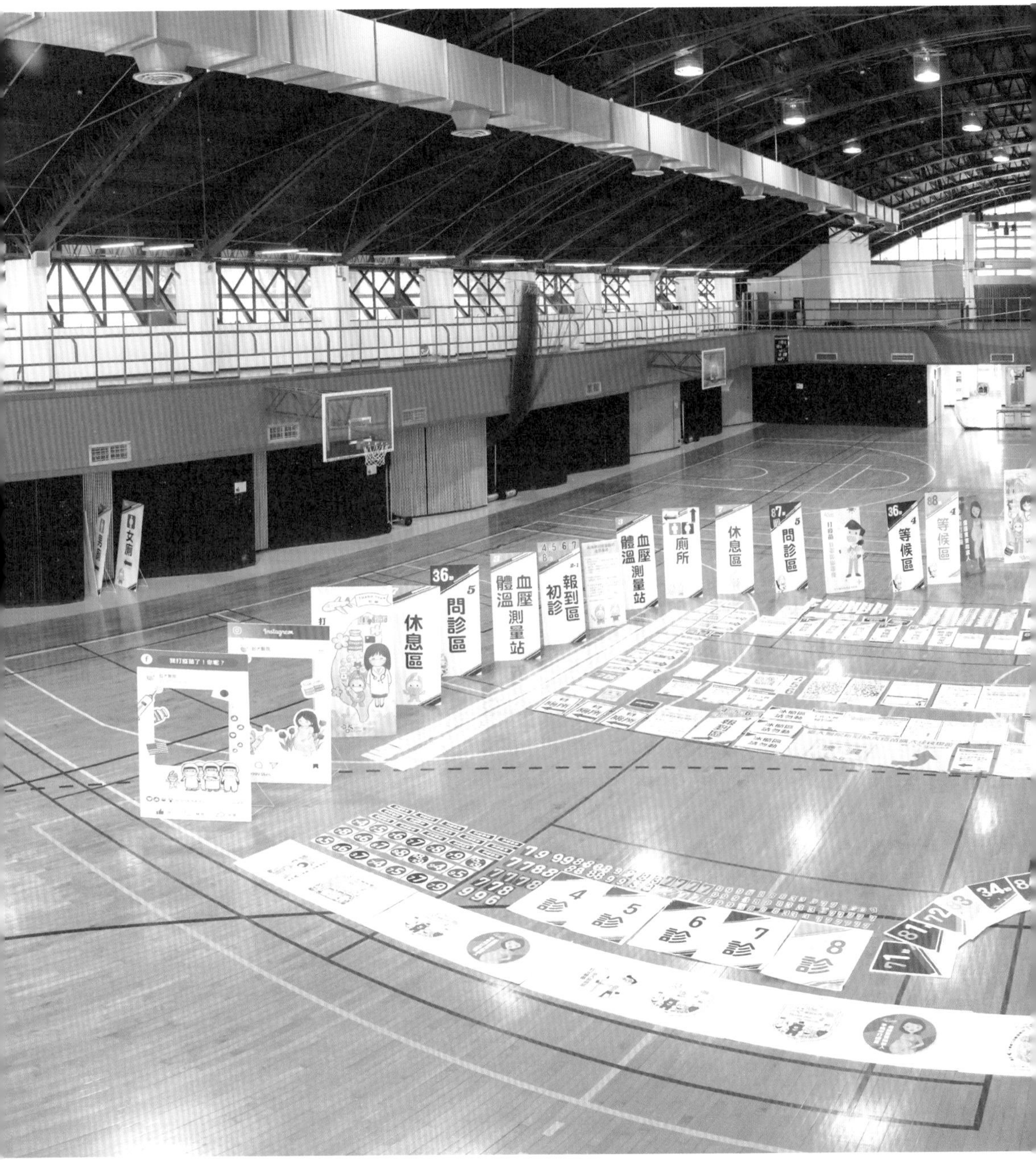
休息區
問診區
體溫 血壓 測量站
初診 報到區
廁所
等候區
女廁

高淑芬副院長不僅運籌帷幄，發揮了過往做研究寫論文的精神，立刻蒐集資料、歸納、分析，短時間內釐清所有步驟和順序，再將具備不同專業能力的各個科部組織在一起；更凡事親力親為、不放過任何一個細節，就連總務室針對場館支援設備及各區指標內容進行開會討論時，她同樣參與其中，即使端午節三天連假也沒休息，頂著豔陽，陪著團隊趕工建置。

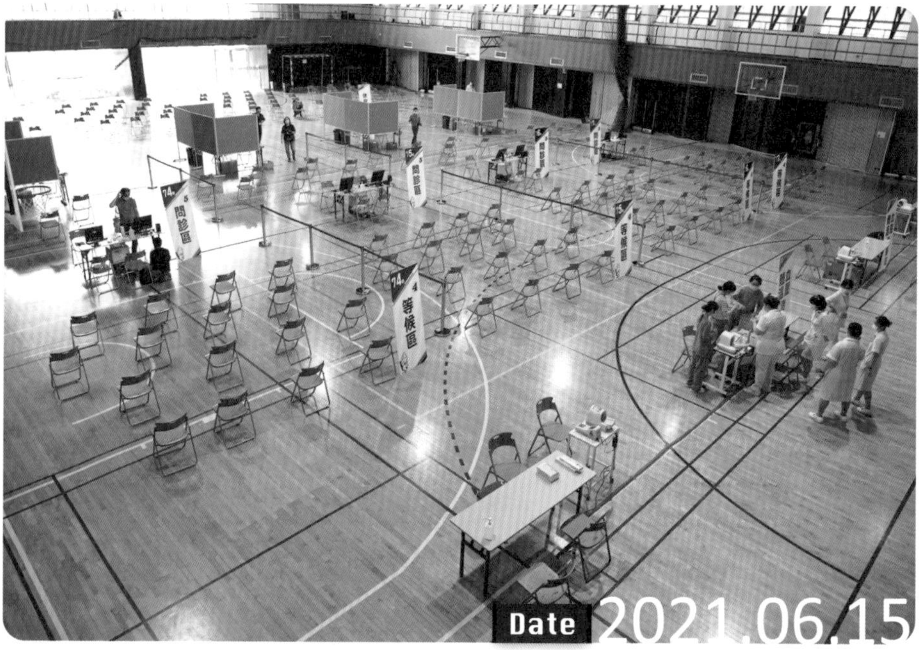

疫苗注射場館佈置完成開始接種。

從六月五日開始籌備至六月十一日完成，只花了一星期時間，兩座場館變身為一天至多可以打到四千人的疫苗接種站，順利於六月十五日展開擴大接種。

繽紛彩虹動線、打卡板創造愉快氛圍，讓接種宛如嘉年華盛會

面對現場戴著口罩、全身穿著防護衣的醫護人員，接受一個全新疫苗的施打，無論是誰，難免都會有些緊張不安的情緒，或多或少也摻雜著疫苗可能帶來副作用或引起身體不適的擔憂。但臺大醫院疫苗接種站的多項貼心設計，不但營造出一個安全、井然有序的環境，也為現場增添幾許溫馨氣氛。

在臺大國際會議中心和臺大醫學院體育館所設立的接種站，共分為七個診。為使1到7類別民眾可以清楚辨別應前往接種的方向，有別大多數僅以紅龍柱形成圍欄、規劃排隊動線的方式，在入口處先是運用了紅、橙、黃、綠、藍、靛、紫的七彩顏色箭頭，在地面標示出分流動線，也以這些色彩來區分診別；現場透過液晶螢

幕播放介紹疫苗的衛教影片，大家等候的同時還能吸收正確的防疫知識；此外也設置多面活潑的大型立牌展板，提供拍照打卡；接種結束後還能領取特別設計的可愛紀念貼紙……。全力支援疫苗接種任務的健康管理中心主任邱瀚模表示，他們希望把施打疫苗的正面效應推廣出去，因此盡可能將現場佈置得像嘉年華會一般，讓民眾都能在歡樂的氣氛下放鬆地接種。

而這些舉目所及的各種細節，都是副院長高淑芬和她所帶領的「疫苗施打歡樂團隊」發揮巧思和美感、親自用雙手製作而成。她解釋，雖然當時政府針對協助COVID-19疫苗接種提供每劑次一百元的行政費用，但對於建置便利、舒適的大型場館而言，其實是不敷成本的。不過，為了盡可能不從醫院額外支出費用，除了隔離衣或某些設備等必要花費之外，大部分標示、海報、看板的設計或製作都得自己來，由教學部協助製作，減少外包成本。

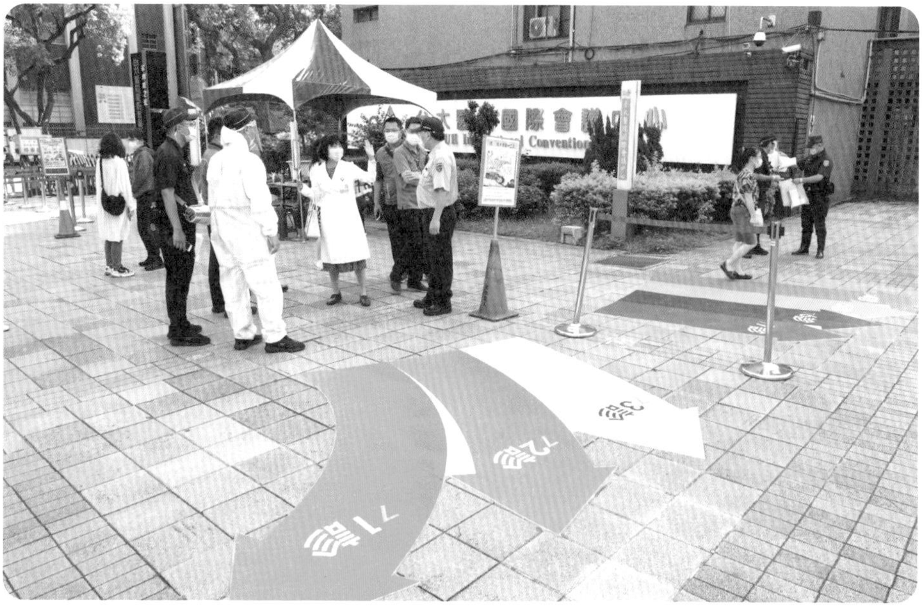

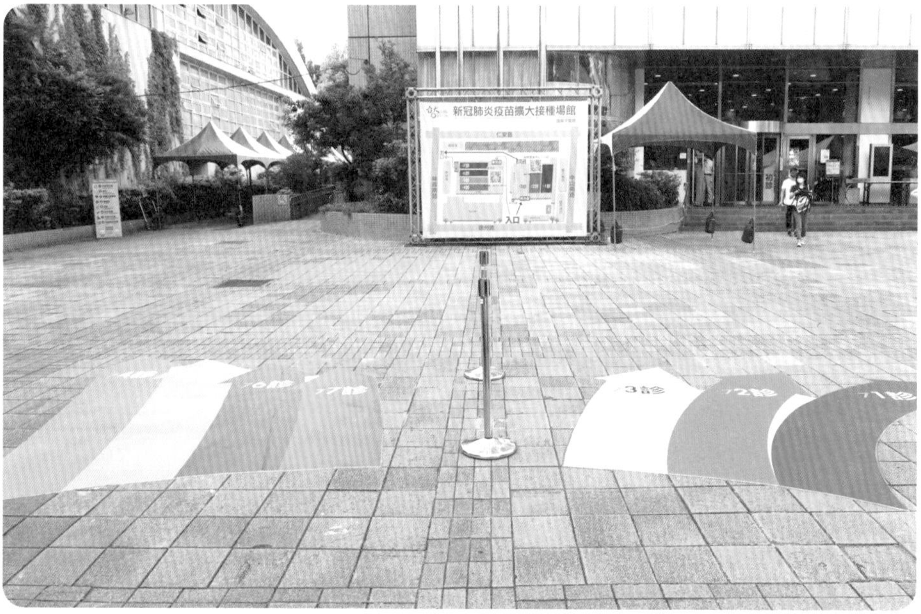

入口處運用了紅、橙、黃、綠、藍、靛、紫的七彩顏色箭頭，在地面標示出分流動線，也以這些色彩來區分診別。

另一個暖心設置，則是六月底建置的孕婦專區。高淑芬副院長很早便觀察到某些現象，也看到國外研究文獻建議孕產婦應優先施打，因此極力倡議孕媽咪應有接種疫苗的權益。及至六月二十二日中央流行疫情指揮中心終將孕婦納入第六類優先接種對象，臺大疫苗接種站也立刻加開名為88診的孕婦特別門診。除了在入口處的七色彩虹動線指引旁另增加一道粉紅色的地標之外，等候座椅也特別選用軟墊款式並張貼粉紅底白色「孕婦專用」字樣，提升舒適度也讓準媽媽們備感溫馨。更為人津津樂道的是，婦產部主治醫師走出診間，直接坐鎮接種現場接受諮詢，也提供了超音波及胎心音檢查，甚至出現「到臺大打疫苗送產檢」的說法。對此，婦產部主治醫師施景中澄清，這種做法初衷是讓想評估胎兒狀況的孕婦能夠安心，確定沒問題後再施打。

考量並體貼準媽媽們需求而精心設置的環境，既獲得了孕媽咪的好評，陪同而來的家屬也能放心。總務室組長王心忻回顧，「前來陪伴媽媽的爸爸跟孩子們似乎同樣也感受到了我們場外溫馨、平順的氛圍，安穩在樹下放置了野餐墊耐心陪同等候的情境，不禁讓人也一起感染了其中的幸福。」

除了孕婦疫苗門診之外，另一個亮點則是二〇二一年五月接續開始兒童莫德納及BNT疫苗門診，除了專為兒童設計第12張疫苗貼紙（打完疫苗就可以戶外活動、讀書、參加生日派對、出國去迪士尼樂園玩）以及兒童專屬打卡設計及立牌，不論在校園或院內疫苗施打均可以獲得一張疫苗貼紙。其間不僅小兒部醫師總動員，也邀請紅鼻子醫生基金會共襄盛舉，協助帶給兒童歡樂的疫苗施打經驗。

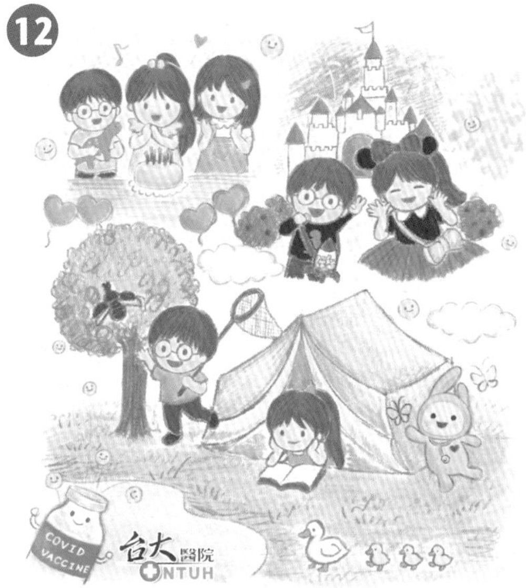

臺大醫院兒童疫苗施打

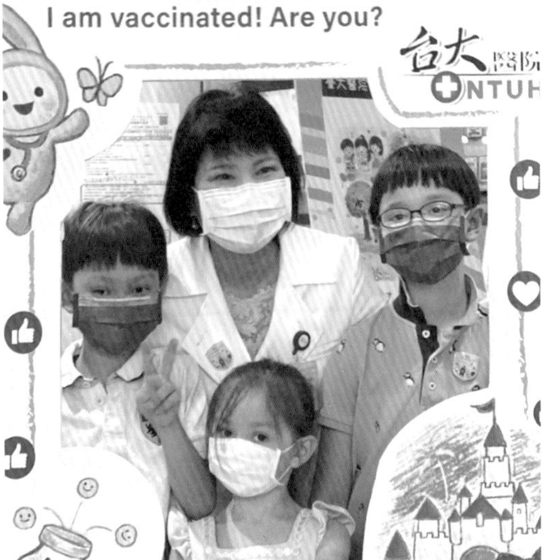

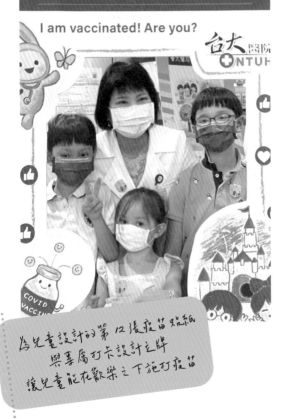

為兒童設計的第12張疫苗貼紙
與專屬打卡設計立牌
讓兒童能在歡樂之下施打疫苗

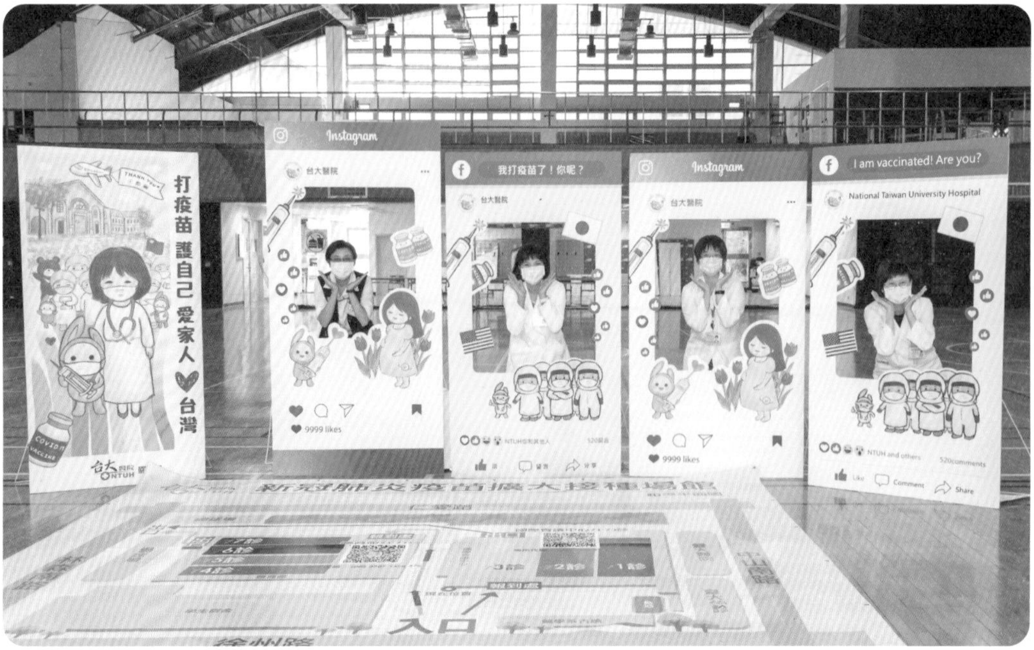

副院長高淑芬和她所帶領的「疫苗施打歡樂團隊」發揮巧思和美感、親自用雙手製作各式大型立牌等，佈置於疫苗接種站。

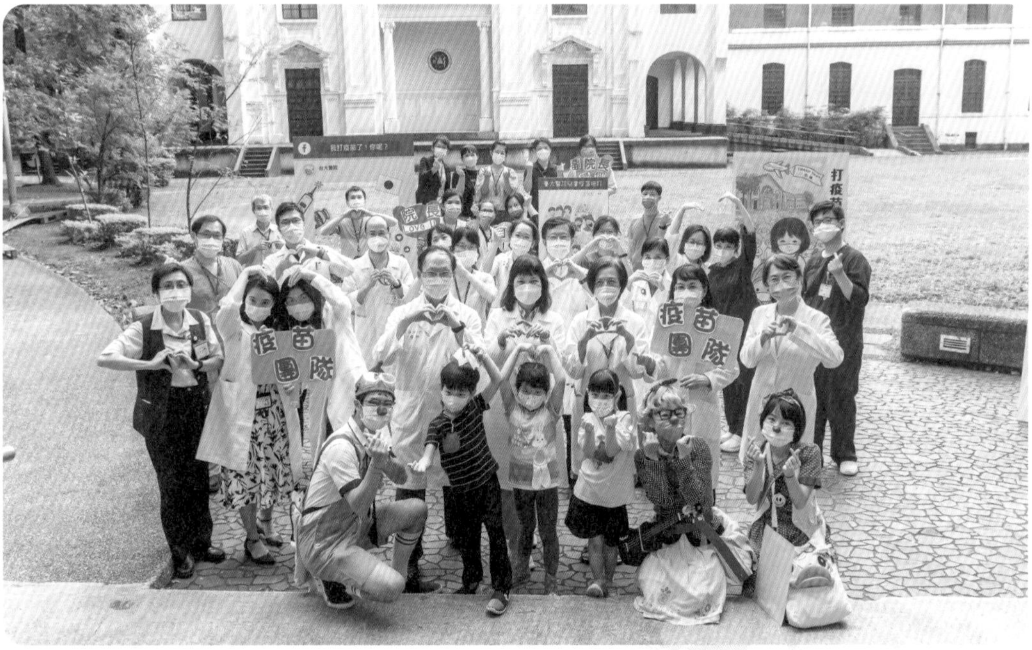

紅鼻子醫生基金會共襄盛舉。

臺大醫院 2021 全民新冠肺炎疫苗施打
限量版紀念貼紙設計

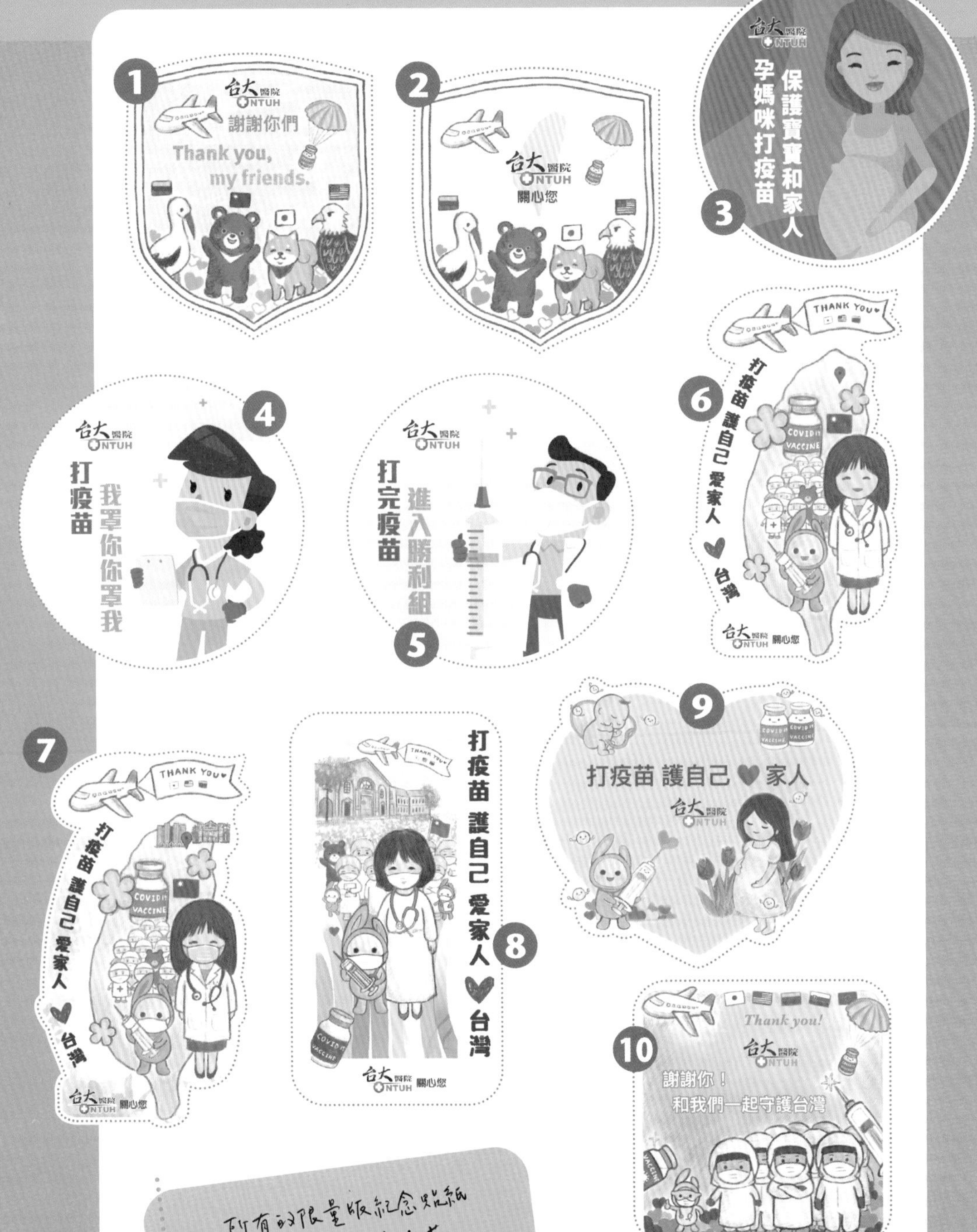

所有的限量版紀念貼紙
出自副院長高淑芬
與醫師謝昊瑾之手

萌Q畫風超吸睛！疫苗紀念貼紙、立牌紅到國外

至於打卡點和貼紙等發想源起，高淑芬副院長說，一來是為疫苗施打增加樂趣，二來則是讓民眾擁有好的體驗之後能幫忙推廣分享，鼓勵更多符合資格的人也能接種疫苗，提升台灣疫苗覆蓋率，增加社區免疫力並降低重症的發生。吳明賢院長也同意，透過這種方式能重新定義疫苗注射這件事，化解疫情期間大眾及醫護相對苦悶的心情，藉此鼓舞士氣、振奮人心。

果然，讓排隊者在等待期間可以打卡的創意，不只貼近人心、受民眾喜愛，就連二〇二一年八月總統蔡英文、副總統賴清德來到臺大醫學院體育館接種高端疫苗後，也都在打卡板拍照留念。還被英國媒體記者眼尖發現，將立牌照片分享在社群媒體上。日本台灣交流協會代表泉裕泰同樣選擇到臺大接受疫苗施打，也在立牌與醫師護理師們合影，邱瀚模主任表示，泉裕泰代表看到立牌上的日本國旗後，對於日本能幫上忙也感到十分開心。

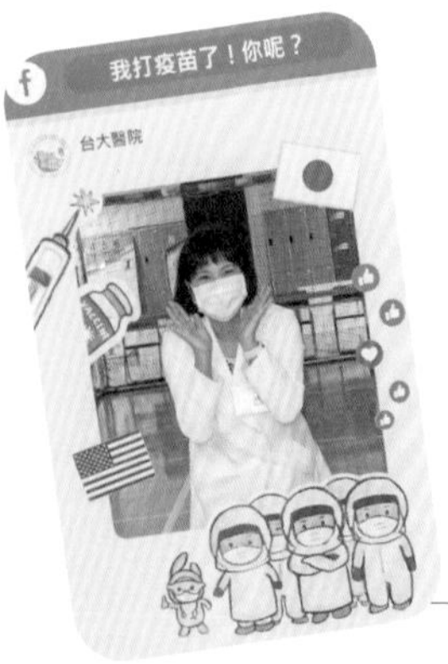

日本第一時間致贈疫苗，
立牌放上日本國旗作為致謝。

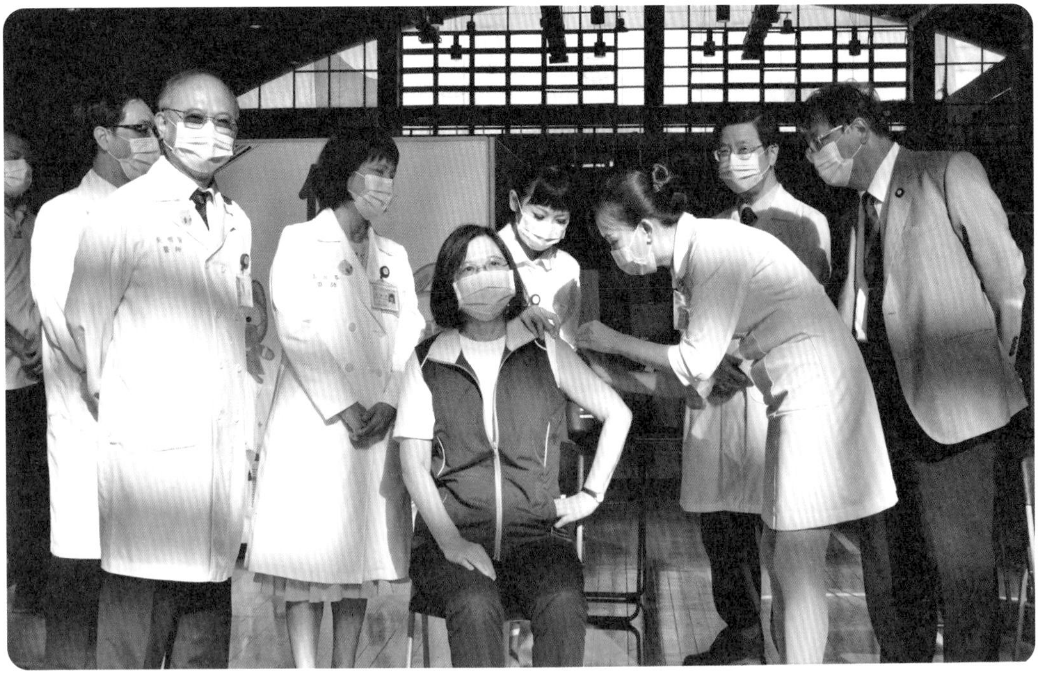

總統蔡英文到臺大醫院注射疫苗。

總統蔡英文到臺大醫院注射
第一、二、三劑疫苗紀錄片

請掃 QR Code

｜第一劑｜　｜第二劑｜　｜第三劑｜　｜精華｜

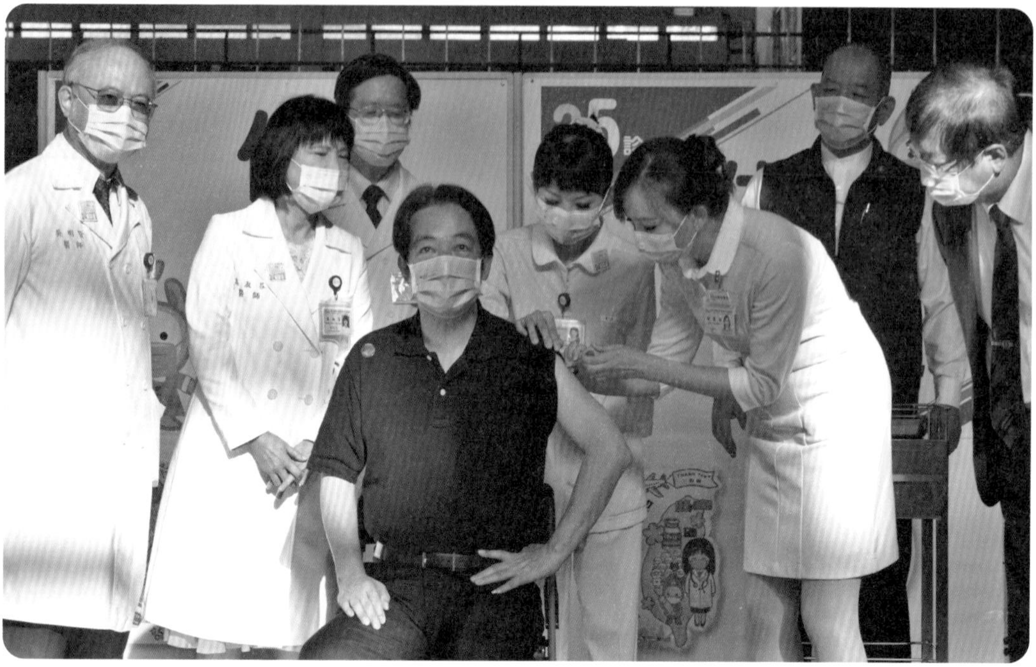

副總統賴清德到臺大醫院注射疫苗。

副總統賴清德到臺大醫院注射
第一、二、三劑疫苗紀錄片

請掃 QR Code

| 第一劑 |

| 第二劑 |

| 第三劑 |

而一系列以Q版畫風呈現的12款貼紙，可愛療癒之餘也別具特殊意涵，每一款設計均融入與疫苗相關的呼籲或時事。像是印有綁著跳傘從天而降的疫苗，搭配台灣黑熊、柴犬、老鷹和白鶴等動物圖樣的貼紙，即是呼應對日本、美國、立陶宛三國熱心捐贈的感謝之意，不料竟引起德籍記者的關注並在推特PO文，臺大醫院在疫苗接種上的用心遂於國際一夕間爆紅。提到這段意外被捧紅的插曲，健康管理中心經理廖婉君表示，原本大家預期的是透過活潑愉快的環境和小紀念品可望有助刺激打氣，「沒想到卻反而讓接種站成了打卡聖地，還引發了一場收集全套貼紙的全民運動。」

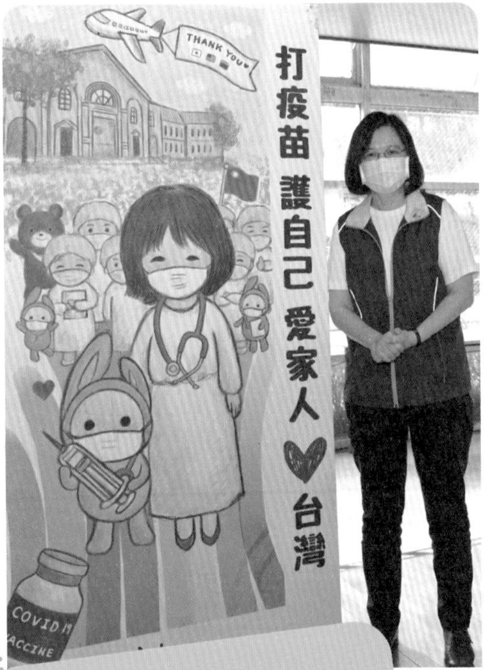

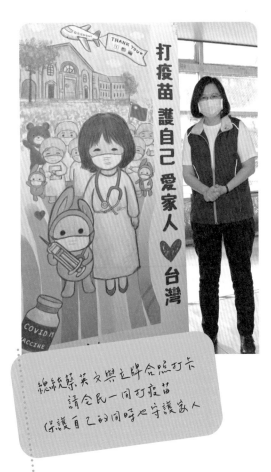

總統蔡英文與立牌合照打卡
請全民一同打疫苗
保護自己的同時也守護家人

而這些有著可愛圖案的貼紙，正是由高淑芬副院長著手創作、畫下草圖，她並找來同是臺大校友、在外自行開業的眼科醫師謝旻瑾共同討論，並經由iPad完成繪製。「其實設計是製作當中最貴的一環，但是謝醫師全程無償幫忙，跟著我熬夜好幾個晚上來回修改確認。當我表示感謝她讓臺大省下一筆費用時，她說自己純粹就是喜歡畫畫而已，但沒想到母校師長同仁的努力，給予這些插畫注入生命力，可變得如此有意義，很樂意在這麼困難的時刻，能夠盡一份心力。」

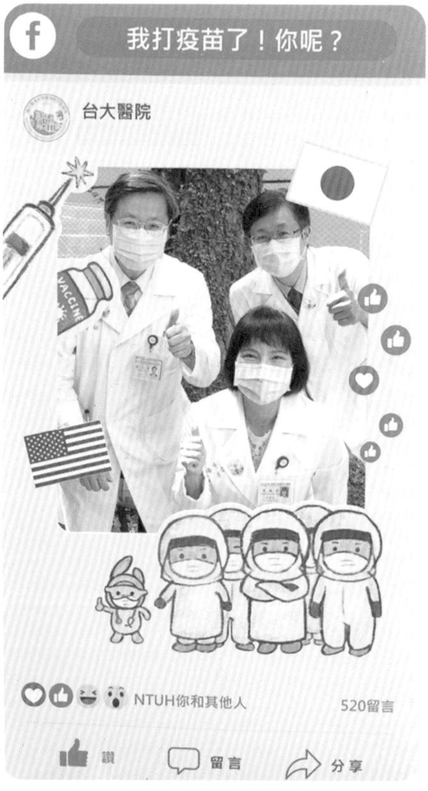

萌Q疫苗紀念貼紙及立牌也紅到國外。

臺大醫院
疫苗施打超過 10 萬人

請掃 QR Code

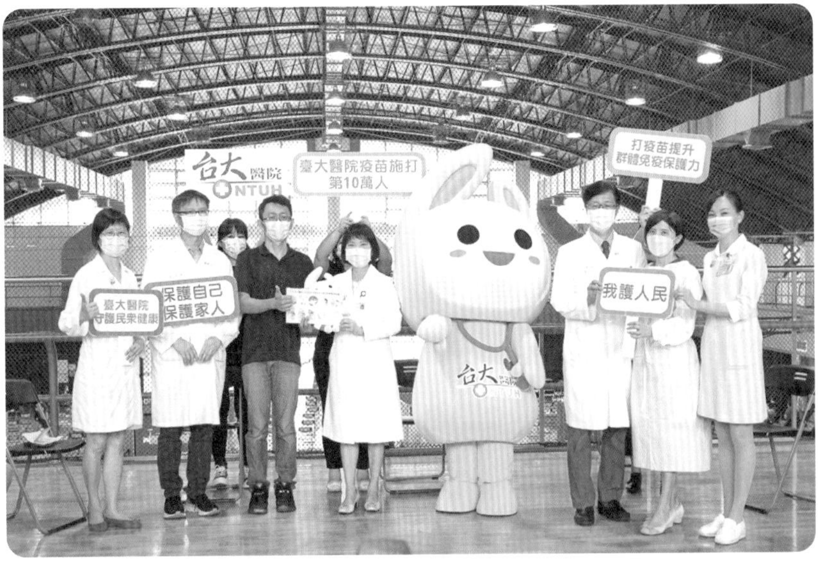
台大醫院
NTUH
臺大醫院疫苗施打
第10萬人
打疫苗提升
群體免疫保護力
臺大醫院
守護民眾健康
保護自己
保護家人
我護人民

2021 年 7 月 31 日，臺大醫院舉辦疫苗施打人數超過 10 萬人記者會。
幸運民眾獲得吉祥物醫寶玩偶及疫苗紀念貼紙。

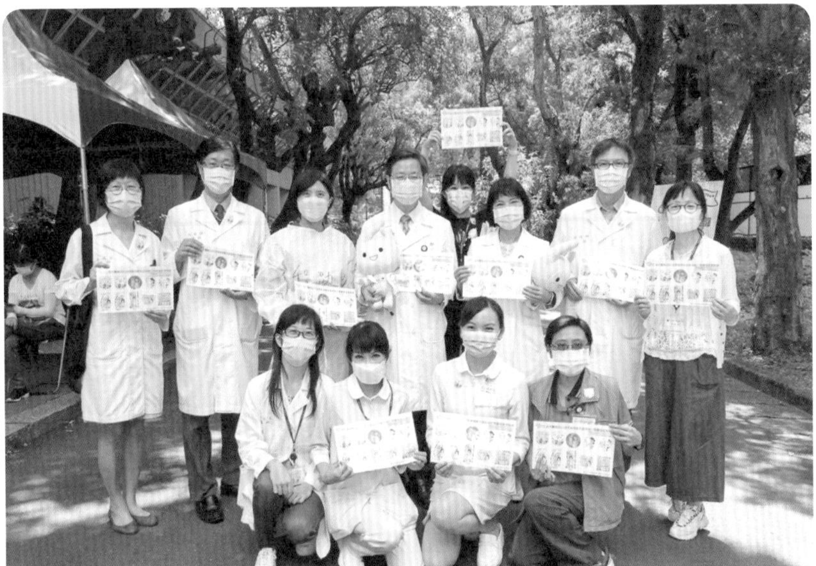

為鼓勵民眾接種，臺大醫院設計疫苗紀念貼紙，Q 版卡通設計紅遍國內外。

由於貼紙圖樣精緻討喜又具有正面意義，後續她更進一步延伸開發出徽章、悠遊卡和筆記本等周邊紀念小物，都是非賣品而且限量，只贈送給院內的醫護人員及相關工作人員。「當醫院必須提供的服務多了起來、變得忙碌之後，如何維持高昂士氣是很重要的事，我想藉由這些紀念品提振團隊士氣，增加凝聚力，記錄我們曾經同心協力完成這樣一個歷史性任務的過程。」

爭搶疫苗打不到、民眾怒氣沖天，第一線醫護人員難為

「我知道您們都很興奮有疫苗能打，可以讓健康有保障。而且當您接種疫苗代表家人也會受到保護，他們也不用擔心您，年輕人才能放心工作。

這座場館是我們用愛來建造的，也把您們看做是自己的爸爸媽媽、朋友的爸爸媽媽、同仁的爸爸媽媽一樣，但是有些疫苗的狀況不一定是我們能掌控，假如身體有不舒服請隨時跟我們講。

另外，醫院同仁也都是秉持愛心來這裡幫忙，希望您不要罵他們。假如您有看到周邊的人情緒不是很穩定，也請幫幫我們，讓他們知道把情緒穩定下來對自己的身體有好處，也可以讓我們有時間幫助大家更快速打到疫苗，畢竟這些疫苗真的是得來不易……。」

苦口婆心、溫情喊話的，是疫苗任務的指揮官高淑芬副院長。因為未預期湧入現場的長者和家人，院方根本來不及應變，現場等候接種的民眾已經排了長長一列隊伍，不但抱怨連連，怒火更殃及工作人員。

健康管理中心主任邱瀚模說明，剛開始接種疫苗時非常混亂，開放的對象、施打政策都在不停變動，再加上中央和地方政府的相關配套措施經常不一，有時還會碰到明明說好要分配多少疫苗到醫院，但突然間又說不給了，「可是我們都已經把訊息發出去，讓民眾開始預約了……，這就像你餐廳都開了卻沒辦法端菜給人家吃，這還得了！」而二〇二一年六月二十五日這一天，則是臺大醫院在前一晚才接獲衛生局的通知和資料，表示會有四百位以上鄰長和防疫人員及數量不明的七十五歲以上長者需要接種，結果一大早便擠進多達八百位沒預約的民眾，兩座場館合計約有一九六九人排到急診處。

每天帶領將近五、六十位護理師協助疫苗施打的温慧敏護理長回憶，當時已經盡可能加快速度也把狀況予以告知，仍有些人不能接受，就會開始對醫護人員咆哮，一些長者看到後情緒不免跟著激動起來……。但她也說，在符合規定的範圍內會依全盤性的考量，盡全力去做適度安排，「不過醫療院所有必須遵守的政策規範，該把關守住的部分是沒辦法退讓的。這時只能堅定立場去溝通說明。」

後續包括不符接種資格、企圖鑽漏洞，或是政府尚未開放疫苗混打但有很多人想闖關混打等等，各種亂象層出不窮。總務室主任梁靜媛描述，少數民眾堅持沒打到不走又不耐久候，將怒氣發洩在工作人員身上，現場幾乎快引發騷動，最後還得出動警察驅離。總務室高級管理師蘇詣鴻也無奈地表示，一些長輩看到入口就衝、完全不聽現場同仁指揮也不排隊，「大家喊到快『起肖』，還是不受控！」

接種站是這樣，門診部工作人員電話也接到手軟。門診部副主任張佩珍以「從乏人問津到瞬間成為炙手可熱的飆股」來形容疫苗，提到陸續爆發的群聚感染導致民眾情緒忐忑、焦躁不安，門診部電話自此彷彿成為1922的附屬專線般，充斥著接不完的電話。還有想為媽媽預約疫苗的兒子因屢屢碰壁，遂固定撥打電話氣呼呼不停抱怨，門診部人員同樣只能多加聆聽、鼓勵，並及時提供正確訊息予以安撫與協助。

針對疫苗施打人流管制，家庭醫學部張皓翔醫師認為的確是團隊面臨的一大困難，指出民眾若能按部就班注射，無論是醫護人力、動線、流程、疫苗品質、各種監測等等，都會很順暢。「但要是一下子從平常的幾百人，到恐慌時大量湧入三千人，其實很容易就在某個環節發生問題。」所幸，無論碰到任何狀況，支援疫苗任務的每一個部門都能發揮各自的專長共同協助解決，最終得以順利消化人潮，讓接種民眾都能平安健康地回家。

臺大醫院
疫苗施打超過 30 萬人

請掃 QR Code

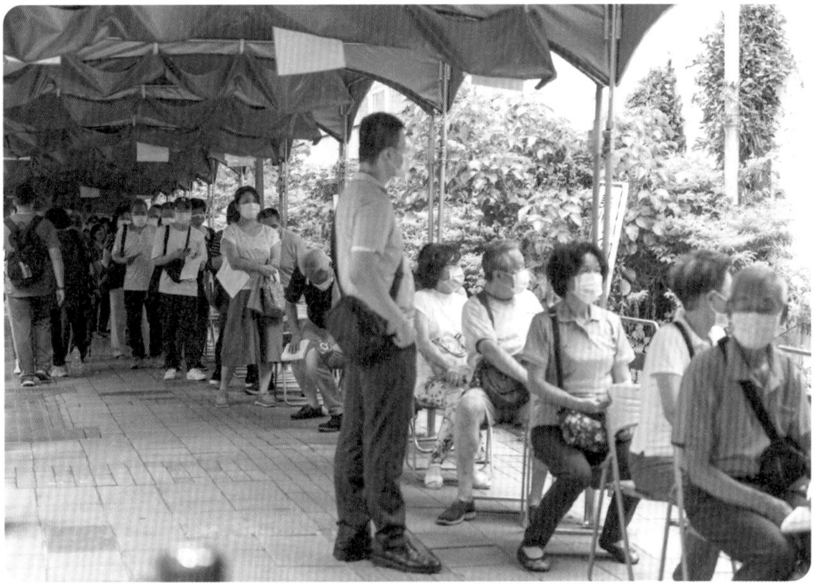

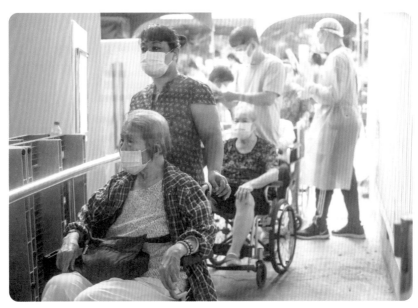

民眾依序施打疫苗，不僅動線、流程順暢，還能提升疫苗注射的品質。

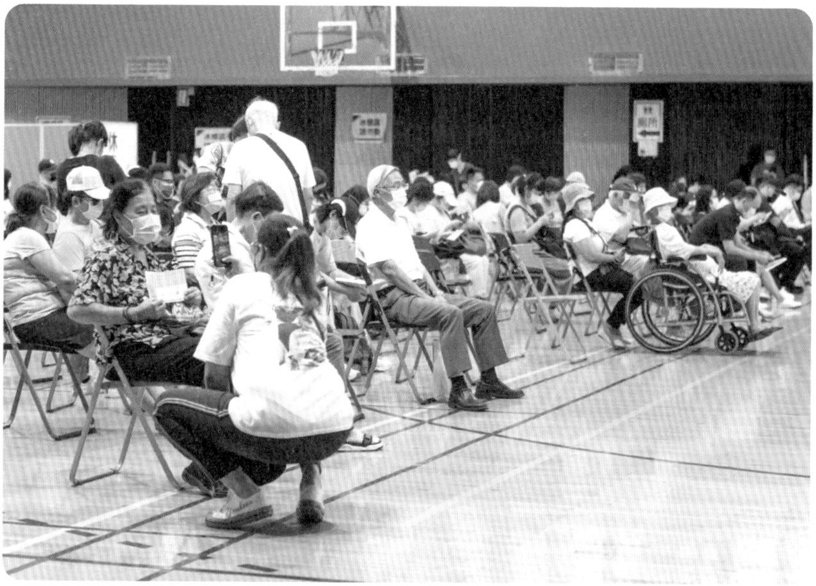

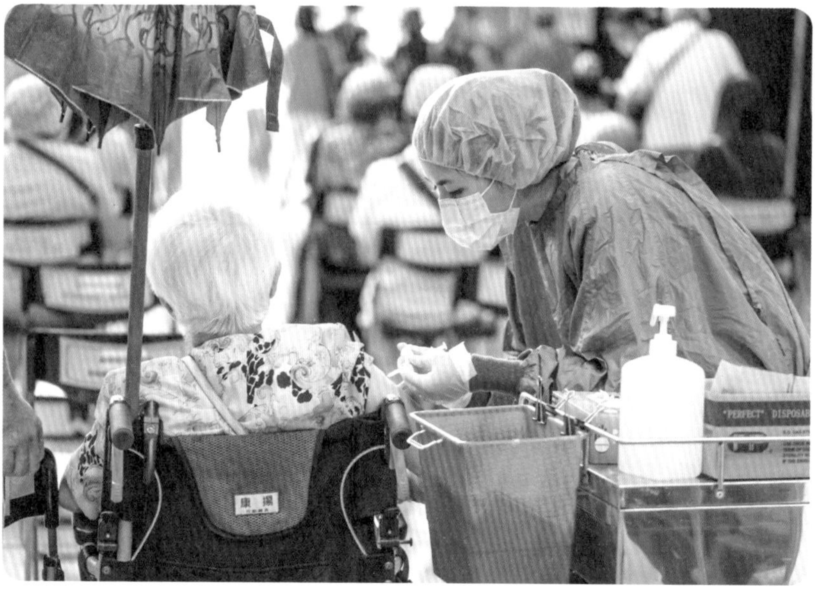

民眾排隊施打疫苗。

儘管發生多起搶打亂象，温慧敏護理長表示，不理性的人終究只是少數，大部分民眾其實都有很高的配合度，更不吝於口頭表達感謝；有些人目睹他人情緒失控時，還會幫醫護出聲、甚至加以喝斥。也曾有民眾看到協助接種的工作人員，因夏天長時間穿著防護裝備而汗流浹背的模樣，特別訂飲料請大家喝消消暑，成為團隊忙碌工作下最暖心的陪伴。

不做外展維持最佳施打品質，承接疫苗專案發揮最大量能

除了平日接受一般民眾，以及免疫功能不全、高齡長輩、失能者等特殊族群接種疫苗之外，臺大醫院亦配合政府從二〇二一年七月開始接受專案委託施打，為奧運選手、教育部、文化部、警政署、四大超商第一線門市收銀人員及電信業者等接種疫苗。

而為了因應這些不同工作性質的專案單位對象，讓施打疫苗更方便，院內就連

假日也要開診。負責督導疫苗接種計畫的護理長温慧敏回顧，那一段期間幾乎每個禮拜六都要請同仁犧牲自己的休息時間、犧牲與家人相聚的寶貴時光，到院幫忙支援。高淑芬副院長強調，盡可能把接種團隊的量能發揮到極致，儘快增高疫苗覆蓋率，無非是希望疫情能早日獲得控制，大家能回歸正常生活，醫護人員也能在完成階段性任務後好好專注於醫療本業。「不過，我們一直沒有打算加入疫苗接種外展服務的行列。」

高淑芬副院長進一步說明，直到二〇二一年十二月中央流行疫情指揮中心決定要在台北車站大廳開設接種站，也曾接獲衛生局致電詢問臺大承接的意願。「我就說我們疫苗施打一直都沒有中斷過，每天院內都還可以打到一千五百人的量，如果把地點移到外面，並不是醫學中心的做法，沒有急診部及醫護團隊的支援，沒辦法做到標準化、兼顧品質和安全，而且最多也只能打一千人。」此外，總務室梁靜媛主任也說，透過院內場館進行疫苗接種，由於指揮體系統一，無論發生什麼狀況都可以立刻找到對應窗口解決，若有人力上的需求亦能隨時調度過來；在物資後勤供應上也較為方便迅速，「有任何需要的醫材或物資，只要醫護說一聲，我們總務人員都是隨叫隨到、馬上運送到達。」種種細緻的考量，以至於除了家庭醫學部及小兒部至鄰近學校進行校園施打外，並未在醫院以外的接種站，看見臺大醫護為民眾施打的身影。

中央及地方政府對臺大抱有高度期望，藥劑部擔任疫苗對外聯絡窗口、負責維持疫苗庫存和施打排程的門診調劑組組長朱蓁蓁也深有所感，特別是二〇二一年六月指揮中心考量考生安全，遂將大學指考數千位試務人員順序提前列為第三順位優先接種對象。臺大此時又被指定需在十分緊急的時間內，完成北區考試工作人員疫苗施打任務。但是大考中心的工作人員分散在各地、各個學校當中，該怎麼聯繫調查他們是否要來臺大接種、要選哪天哪個時段等，又讓大考中心相當頭痛。

於是朱蓁蓁組長邀集資訊室團隊共同研究開發，利用臺大的資訊系統將相關資料匯入，建置教育部考試人員專案接種掛號系統，讓符合資格者在家就可以完成疫苗預約掛號，大考中心也不必再一一聯繫。「後來大考中心就用這套做法當成範本，讓中區和南區所有配合的醫院如法炮製、完成施打。」朱蓁蓁組長說，終於趕在入闈前讓考試工作人員全部完成疫苗接種，考試亦如期順利舉辦。接著文化部針對媒體第一線採訪工作人員之疫苗專案接種，也都透過這套網路掛號系統達成在最短時間內，完成預約和接種的工作。

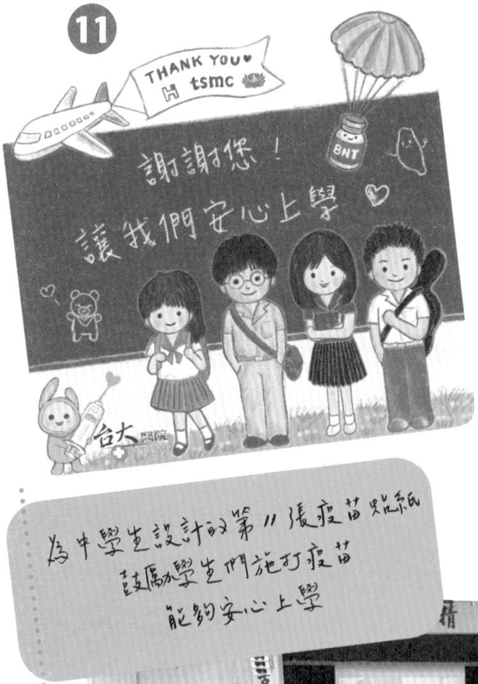
11
THANK YOU
tsmc
謝謝您！
讓我們安心上學
BNT
台大醫院
為中學生設計的第11張疫苗貼紙
鼓勵學生們施打疫苗
能夠安心上學

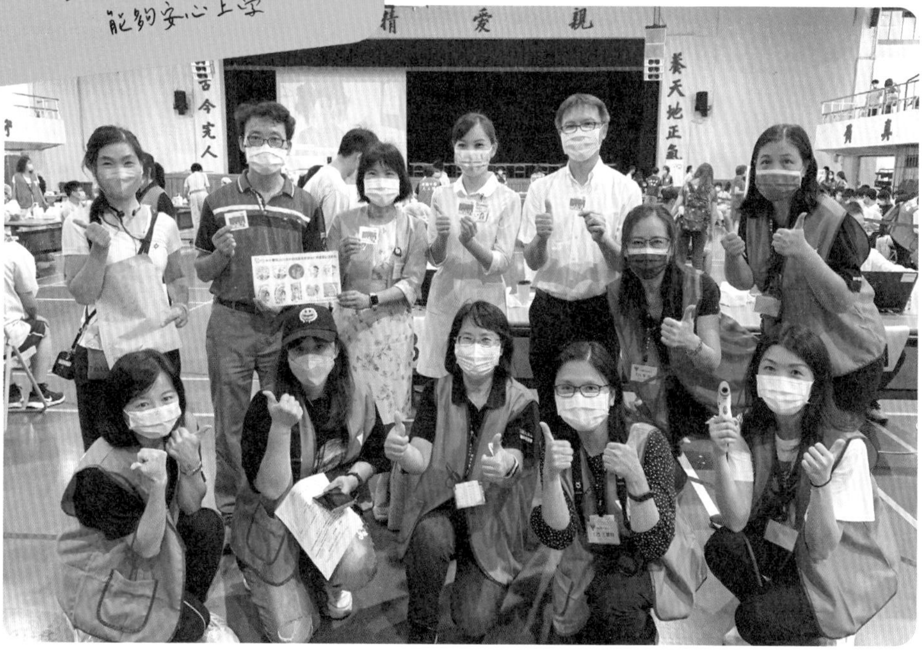

臺大醫院至校園協助施打疫苗。

避免打錯針！藥劑部層層把關

自新冠肺炎疫苗開打後，台灣南北各地醫療院所偶有傳出誤打事件，像是打錯廠牌、打到過期疫苗、打錯劑量等狀況，所幸沒有發生大礙，不過難免引發接種民眾的擔憂。畢竟打錯針，確實可能造成無法彌補的傷害。

比較特別的是，由於新冠疫苗品牌眾多，而每一種疫苗的冷儲條件、抽取量、稀釋方法等環節都有差異。尤其是BNT疫苗接種過程繁瑣，單單是前置作業就高達十五項，還得要先稀釋再施打，每一個步驟必須格外嚴謹，稍有不慎就會發生烏龍，就連美國、日本、新加坡等國也曾出現。高淑芬副院長表示，疫苗的確很複雜、不是那麼好處理，「但是這在臺大不是問題，我們都是用最高標準在做，來這裡接種可以完全放心！」

其中，專責藥品採購、庫存調度及使用管理的藥劑部，扮演了十分重要的角色。朱蓁蓁回憶，二〇二一年五月疫情爆發時，疫苗供應極為短缺，每天都要搶時間聯絡相關政府單位調撥疫苗。藥劑部黃織芬主任補充，針對不同接種對象的疫苗，供應來源也不一樣，分配單位從疾管署到台北市衛生局各層級都有。剛開始第一至第三類醫事人員是開放給有執業登記者，然而院內收到的疫苗數量和實際等待要施打的人數都會有落差，「每天都要盯著到貨量，接著再用盡各種遊說能力取得，還要確保疫苗是使用在正確的對象身上，最後每天回傳到疾管署NISS（全國性預防接種資訊管理系統）。」黃織芬主任強調。

除了取得足夠的數量，黃織芬主任指出，疫苗來到醫院後最困難的其實是儲存。比方說，AZ疫苗保存溫度是2～8度、莫德納為零下20度、BNT則是零下80度，莫德納解凍後直接抽取即可，BNT需加入食鹽水稀釋後才能抽取。再加上疫苗對溫度變化相當敏感，必須全程做好溫控。「不是說疫苗從藥局發出去後，就不關藥師的事了，不但要鎮守施打站管控數量，還要到每一線去看各個專用冰桶的溫度是否符合溫控條件。」她笑稱，這位每天推著備有冰寶和溫度計的冰桶，在現場來來回回的藥師，宛如場控一般，必須隨時注意每只冰桶的溫度變化，視狀況抽換冰寶控溫，讓疫苗維持在最高品質。

為避免打錯針，護理師接種疫苗時要能清楚辨識疫苗外觀，且必須遵守三讀五對的原則。不過，要是來自不同廠牌的疫苗，外觀卻極為相似，恐怕在碰到人潮一多時就很容易出錯了。門診調劑組組長朱蓁蓁敘述，第一次收到莫德納疫苗，藥師們紛紛傻了眼無法克制地大叫，只因「竟然和 AZ 疫苗的瓶子、瓶蓋長得一模一樣！」於是，藥劑部決定在莫德納疫苗入庫時便在紅色瓶蓋上加貼金色圓形貼紙，第一時間做好防誤標示。

除此之外，易於辨識的針筒也是關鍵。特別是如果一天當中要同時接種不同廠牌的疫苗，抽藥後疫苗均為無色透明狀的情況下，針筒裡是什麼藥根本難以分辨。朱蓁蓁組長說之前也曾遇到接種民眾擔心打錯疫苗，但在經過解說並看到每支針筒都根據疫苗廠牌斜貼不同顏色的藥名標示後，便放心許多。黃織芬主任指出，當時主要是考量疫苗接種站一開就是好幾條動線，但並非都是同一種疫苗，而第一線施打的護理師人數眾多且會輪替，很難在現場進行宣導，「只要我們在後端先做好有了一致性，交到他們手上就不用再三提醒。」為了避免印刷好的貼標翹起黏不住，事前還得反覆手工剪黏多次，找出最適合的長寬比例再送廠商印製。

「當你對藥品越了解，就會知道該如何讓疫苗施打達到最高品質，也會以最好的方式規劃整個作業流程。」朱蓁蓁組長說道。

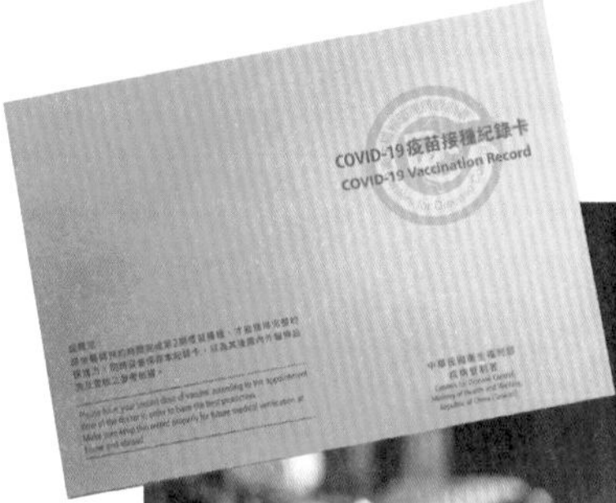

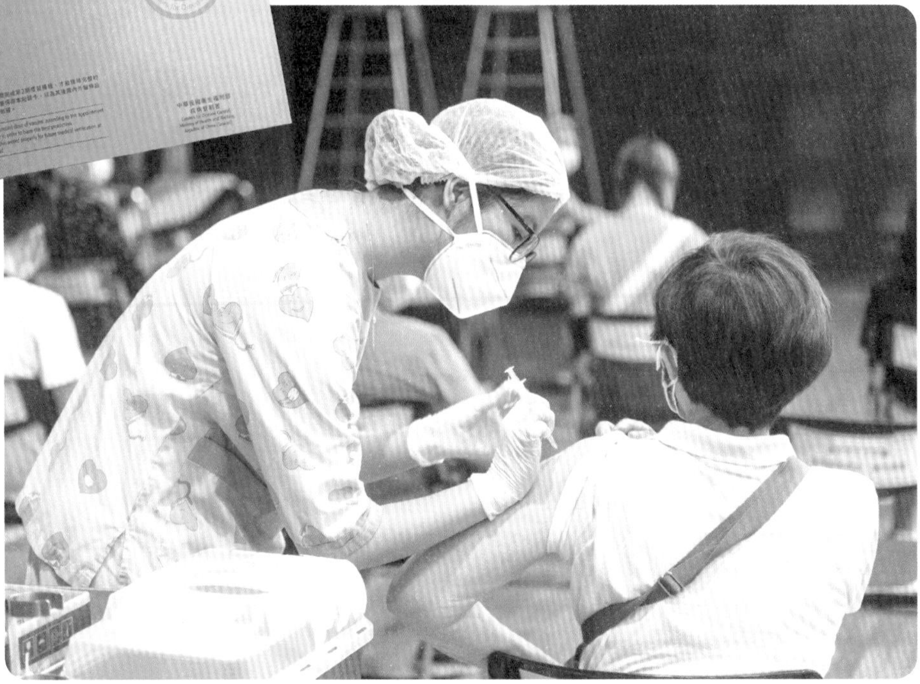

護理師細心替民眾施打疫苗，而為避免打錯針，提高疫苗施打品質，臺大醫院對疫苗使用進行層層把關。

傳播正確疫苗知識，用科學終止謠言與迷思

「打過疫苗後，是不是就不會受到感染？」

「打疫苗安全嗎？聽說會有血栓風險？」

「有高血壓、糖尿病、腎臟病的人，也可以打疫苗嗎？」

「接種時是不是應該選擇保護力比較高的疫苗？」

「好擔心疫苗會讓人產生嚴重的副作用……」

儘管醫界再三呼籲接種疫苗產生保護力，才是這場大流行疫病最重要且根本的解決之道。但大眾對於接種 COVID-19疫苗，剛開始存有各種猜疑和擔憂，在聽聞猝死事件後更影響接種 AZ的意願。即使是現在，仍有一部分族群堅持不施打，這當中尤以副作用、接種後恐發生不良反應，最令人感到不安。

家庭醫學部張皓翔醫師表示，初開打時臺大的確不時接到很多來自其他醫院醫事人員與民眾的詢問電話，遂和郭亭亞、吳璨宇兩位熱心的住院醫師共同蒐集台灣

疾管署、美國疾病管制暨預防中心各大期刊、及相關學會與專家的 COVID-19疫苗資訊，將各種常見疑問、施打疫苗可能會碰到的狀況等一一釐清，亦詳細載明出處與參考資料來源。同時，此「COVID-19疫苗 知識就是力量」專區上所有資訊也是採滾動式修正，最密集時幾乎一至兩週便會做一次更新，網頁上亦標註了更新歷程，至今仍在持續補充最新的疫苗訊息。

特別的是，這份完整專業的衛教知識乃是透過 Google Docs 線上文件的方式發布，「有些媒體看到之後曾聯繫詢問是否要用專刊形式發表，但這樣違背了我們的本意，一旦變成紙本之後就固定住了，兩三個月過後也許很多資訊未必適用。」張皓翔醫師指出，由於預期接下來疫苗可能會有各種似是而非的訊息造成擔憂，或出現突破性的發展，因此還是堅持 Google Docs 呈現便於分享給所有人，藉由可信的學術知識破除傳言與迷思，獲得最正確的答案。

事實上，「科學防疫」正是臺大防疫計畫中的一環。在 COVID-19病毒尚未出現的承平時期督導醫學研究部的副院長高嘉宏，於疫情爆發後擔任院內指揮應變計畫中的計畫部負責人，其重要工作即是針對全院的防疫設計事先進行擘劃，其中包括擬定科學防疫政策。「我們認為防疫還是要靠科學，而臺大又有為數眾多的醫師、老師及專家和豐富的資源，因此便在院長指示下成立了科學防疫小組。」二〇二一年六月初開始召集各領域專家籌組，包括「疫苗組」的兒童醫院黃立民院長、

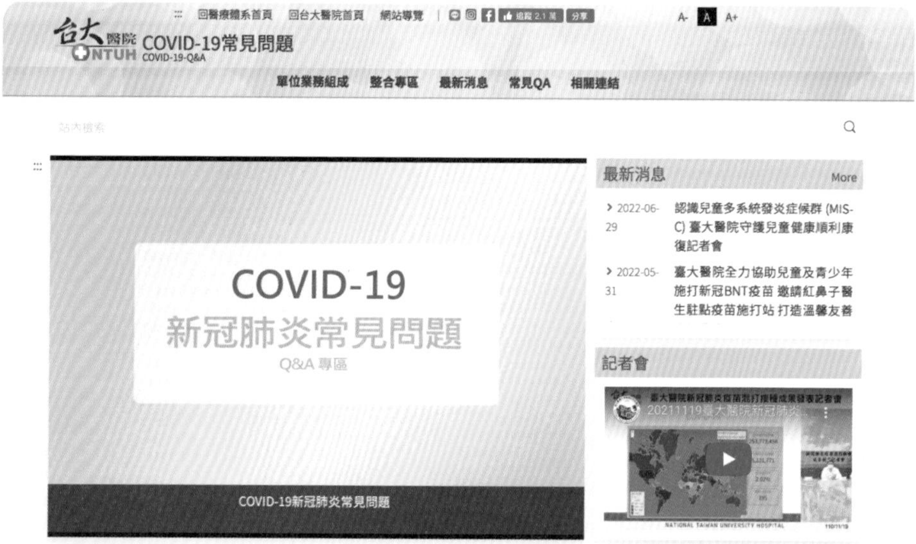

臺大醫院官網 新冠肺炎知識專區

https://www.ntuh.gov.tw/COVID19-QA/

家庭醫學部張皓翔醫師，「公衛組」的公衛學院教授陳秀熙，「醫療組」由感染專科領域的教學部主任盛望徽擔綱，「重症組」為胸腔內科主治醫師古世基，「急診組」由急診醫學部教授李建璋負責，「科學組」則有環境及職業醫學部蘇大成主任和醫學系黃韻如教授。由上述核心專家成員彙整國內外各大科學實證結果，並將各種詳實的防疫資訊公布在臺大醫院官網的新冠肺炎知識專區中（https://www.ntuh.gov.tw/COVID19-QA/），隨後亦多次召開記者會傳達正確知識，消弭大家對疫苗、用藥的傳言和誤解。

臺大醫院官網
新冠肺炎知識專區

請掃 QR Code

臺大醫院全民疫苗施打大事記

（110.03-111.11）

110.03.22	新冠疫苗開打蘇貞昌院長、陳時中部長、張上淳副校長、吳明賢院長打 AZ 第一劑
110.06.15	全民疫苗施打場館正式啟用（會議中心、體育館 7 線）
110.06.19	莫德納疫苗開打
110.06.23	孕婦莫德納第一劑開打
110.06.28	孕婦莫德納第一劑獨立門診
110.07.01	8 線全面開打
110.07.21	孕婦莫德納第二劑開打
110.07.30	會議中心完成階段性任務 單日創最高 4056
110.07.31	完成 10 萬人次施打 體育館五線繼續執行任務
110.08.23	高端開打　蔡英文總統打高端第一劑
110.08.27	賴清德副總統打高端第一劑
110.09.24	外展——北一女打 BNT
110.09.29	外展——建中 BNT；超過 19 萬人次施打
110.09.30	蔡英文總統、賴清德副總統打高端第二劑 體育館完成階段性任務
110.10.01	轉為院內 3 個接種站疫苗施打
110.10.19	超過 20 萬人次施打
110.11.30	超過 24 萬人次施打
110.12.06	第三劑（莫德納）開打：吳明賢院長率先開打；蘇院長打 AZ 第二劑
110.12.22	建中 BNT 第二劑
110.12.24	北一女 BNT 第二劑；超過 26 萬人次施打
111.01.12	重啟體育館〔全民疫苗施打場館〕
111.01.15	蔡英文總統 賴清德副總統 打高端第三劑
111.01.21	超過 30 萬人次施打記者會
111.03.28	第二次追加劑
111.03.30	國際醫師節
111.05.09	兒童莫德納疫苗門診 校園莫德納、BNT 兒童疫苗；東門、教大附小、國語實小
111.05.30	北一女、建中　BNT 追加劑 兒童 BNT 疫苗門診；青少年追加劑疫苗門診
111.06.07	兒童莫德納第二劑門診
111.06.27	兒童 BNT 第二劑
111.07.08	Novavax 疫苗門診
111.07.11	超過 43 萬人次
111.07.21	嬰幼兒莫德納門診
111.08.29	嬰幼兒 BNT
111.09.28	次世代莫德納疫苗
111.10.11	超過 46 萬人次
111.11.18	次世代莫德納 BA.4/5 疫苗
111.11.21	超過 48 萬人次

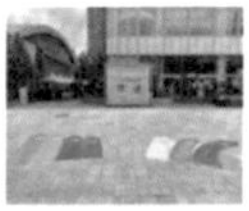

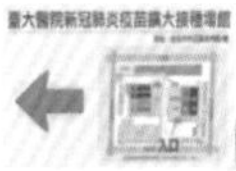

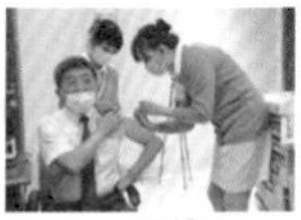

- 110.3.22 新冠疫苗開打蘇貞昌院長、陳時中部長、張上淳副校長、吳明賢院長打AZ第一劑
- 110.6.04-14 會議中心、體育館布置
- 110.6.15 全民疫苗施打場館正式啟用(會議中心、體育館7線)
- 110.6.19 莫德納疫苗開打
- 110.6.23 孕婦莫德納第一劑開打
- 110.6.28 孕婦莫德納第一劑獨立門診
- 110.7.01 8線全面開打

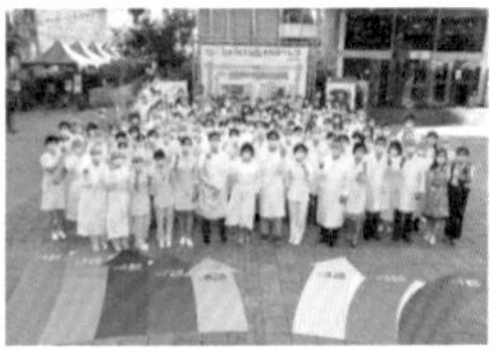

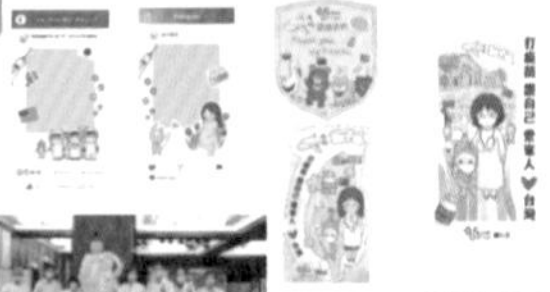

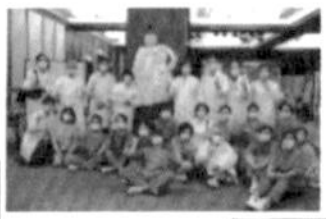

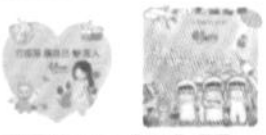

- 110.7.21 孕婦莫德納第二劑開打
- 110.7.30 會議中心完成階段性任務 單日創最高4056
- 110.7.31 完成10萬人次施打 體育館五線繼續執行任務
- 110.8.23 高端開打 蔡英文總統打高端第一劑
- 110.8.27 賴清德副總統打高端第一劑
- 110.9.24 外展-北一女BNT
- 110.9.29 外展-建中BNT 超過19萬人次施打
- 110.9.30 蔡英文總統、賴清德副總統打高端第二劑 體育館完成階段性任務

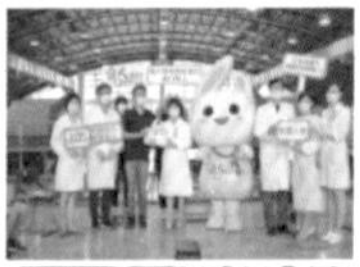

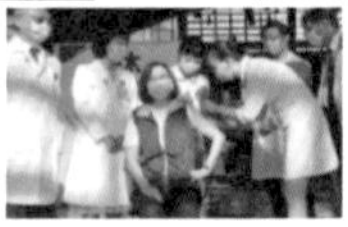

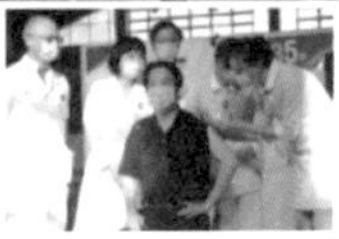

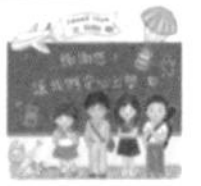

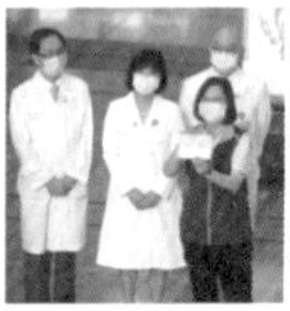

- 110.10.1 轉為院內3個接種站疫苗施打
- 110.10.19 超過20萬人次施打
- 110.11.30 超過24萬人次施打
- 110.12.06 第三劑(莫德納)開打: 吳明賢院長率先開打; 蘇院長打AZ第二劑
- 110.12.22 建中BNT第二劑
- 110.12.24 北一女BNT第二劑; 超過26萬人次施打
- 111.1.12 重啟啟體育館[全民疫苗施打場館]
- 111.1.15 蔡英文總統 賴清德副總統 打高端第三劑
- 111.1.21 超過30萬人次施打記者會

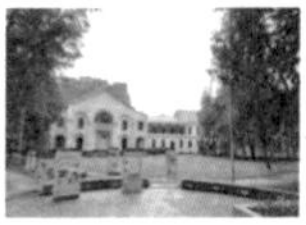

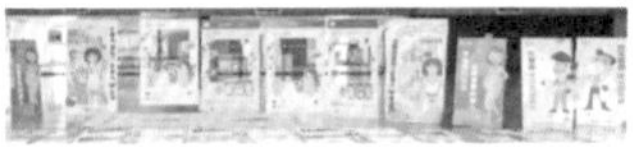

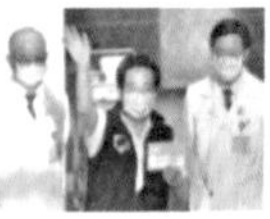

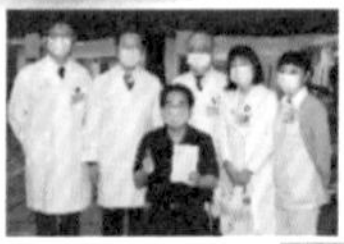

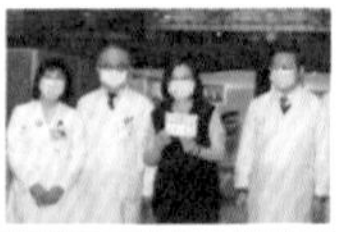

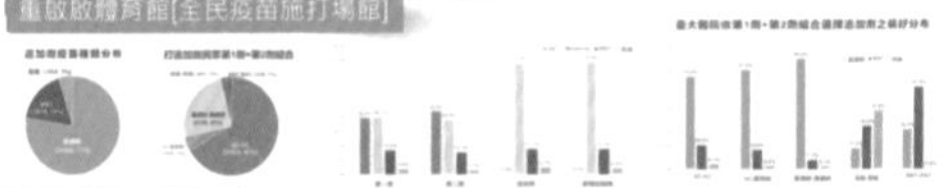

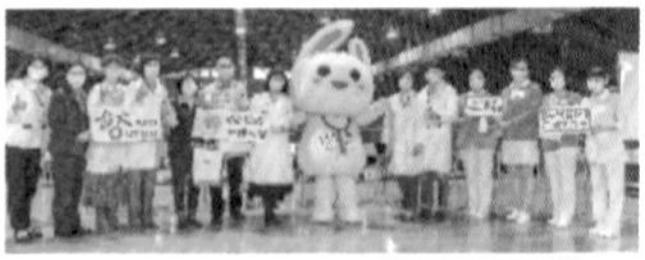

蔡總統及賴副總統以在臺大醫院施打疫苗照片做為慶祝國際醫師節的海報

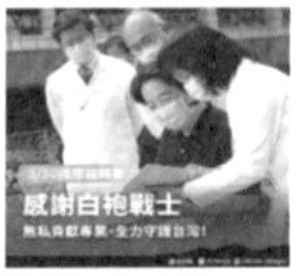

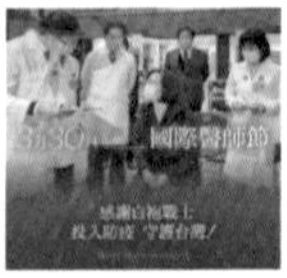

- 111.3.28 第二次追加劑
- 111.3.30 國際醫師節
- 111.5.2 兒童莫德納疫苗門診
- 111.5.9 校園莫德納、BNT兒童疫苗; 東門、教大附小、國語實小
- 111.5.30 北一女、建中 BNT追加劑 兒童BNT疫苗門診 青少年追加劑疫苗門診
- 111.6.07 兒童莫德納第二劑門診
- 111.6.27 兒童BNT第二劑
- 111.7.08 Novavax疫苗門診
- 111.7.11 超過43萬人次
- 111.7.21 嬰幼兒莫德納門診
- 111.8.29 嬰幼兒BNT施打
- 111.9.26 次世代莫德納疫苗
- 111.10.11 超過46萬人次施打
- 111.11.18 次世代莫德納BA.4/5
- 111.11.21 超過48萬人次

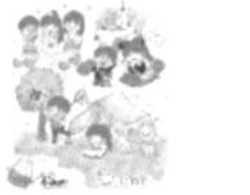

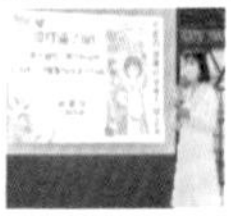

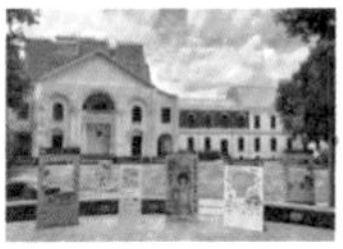

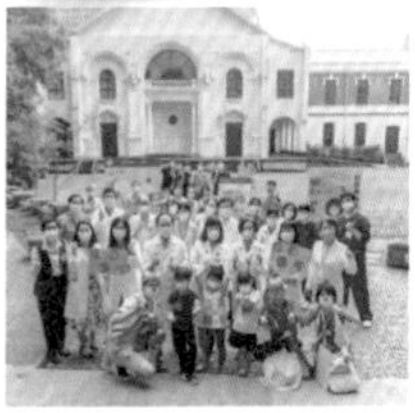

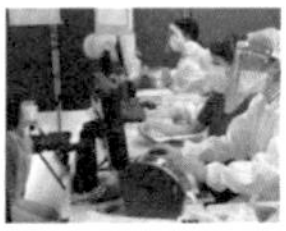

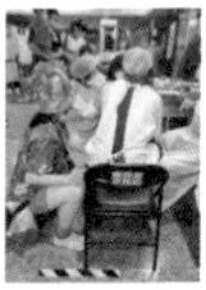

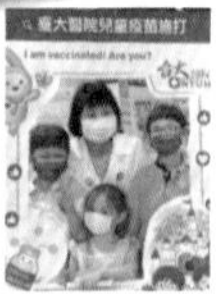

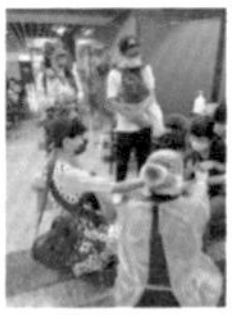

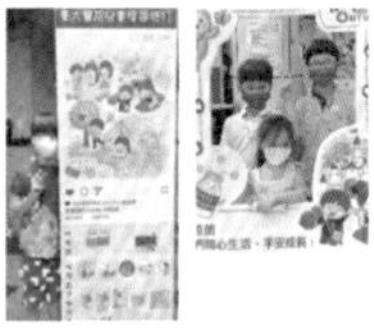

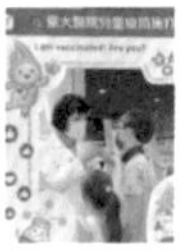

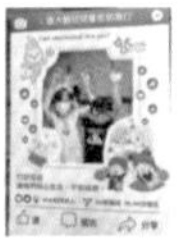

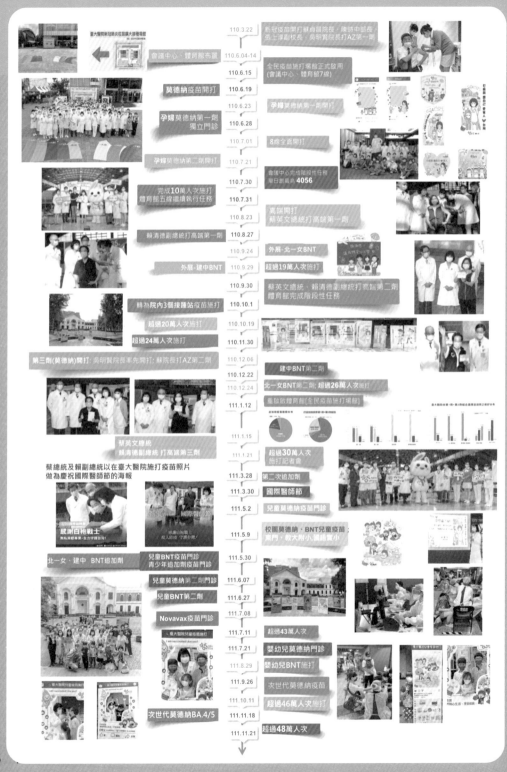

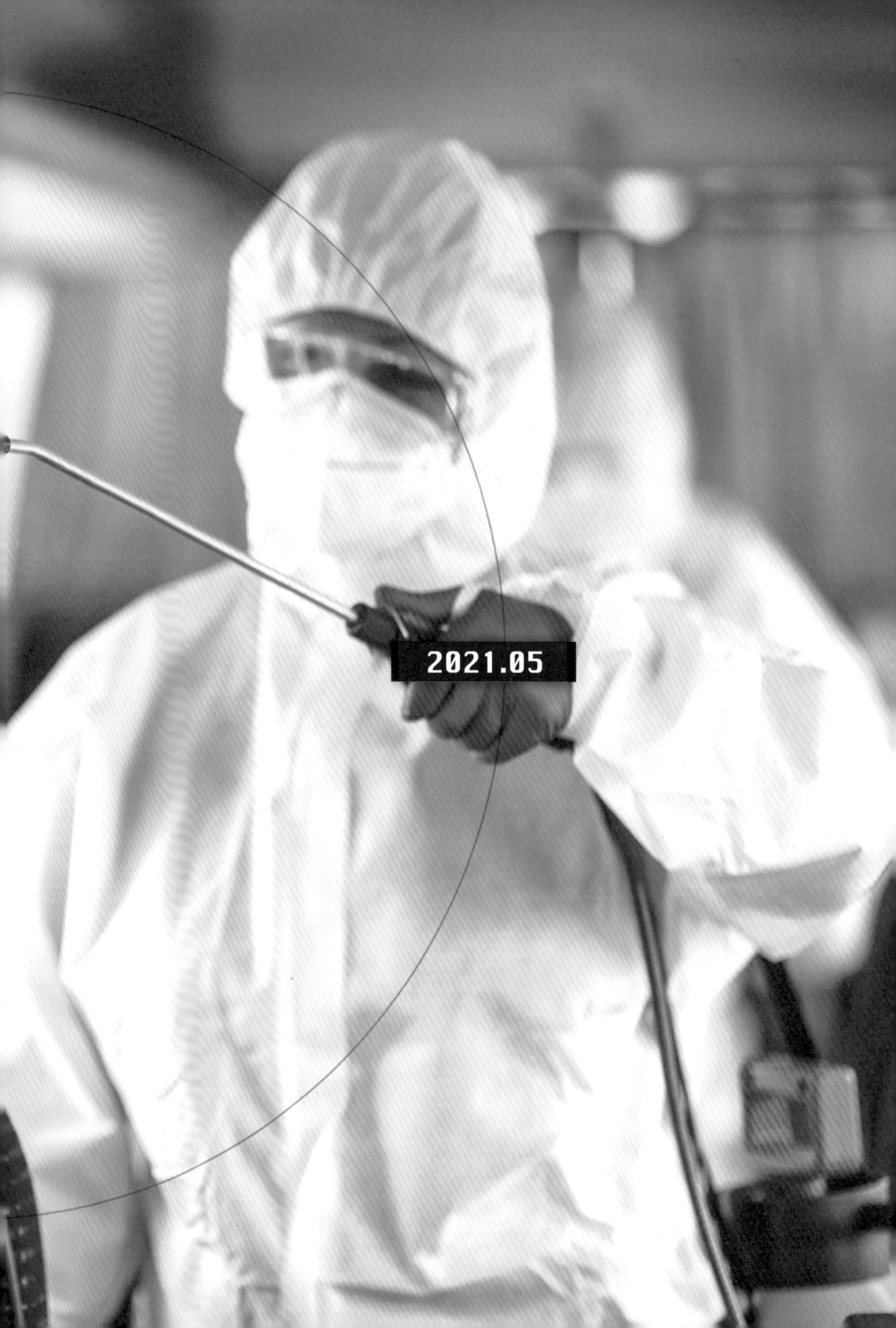
2021.05

PART 4

疫情進入社區，本土確診大爆發

當新冠疫病在全球多國迅速傳播、造成重創，台灣在二〇二〇年因防堵有成，疫情相對穩定單純，甚至在四至十二月創下連續八個月本土感染零確診的傲人紀錄。長達一年多的時間裡，儘管有少數幾次群聚感染事件，但最終都順利清零，人民活動幾乎不受影響，照常上班上課、參加演唱會或體育活動，當時更被形容為「與全世界處在平行時空」。

然而，當時間軸來到二〇二一年五月初，原本備受肯定的防疫成果卻面臨極大挑戰。先是有華航機師及諾富特旅館群聚感染，接著便是從台北市萬華區茶藝館衍生而來的嚴重社區感染。從五月十一日出現 7 例本土個案，短短四天即新增 180 例，指揮中心宣布雙北提升疫情警戒至第三級，及至五月十九日更宣布全國警戒均提升至第三級。

隨著本土確診病例日漸飆高，民眾陷入恐慌，醫療體系也蒙受了量能超載的挑戰……。

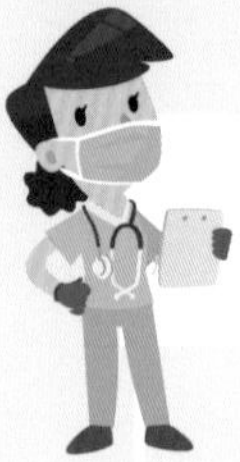

本單元受訪者名單

（以下排列根據內文首次出現先後順序）

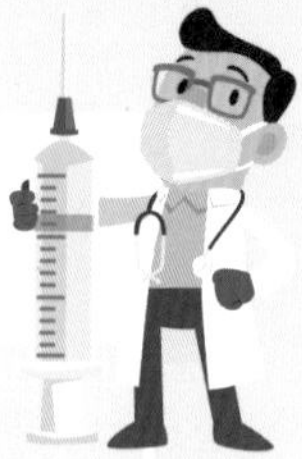

吳明賢－臺大醫院院長
黃建華－臺大醫院急診醫學部主任
賴逸儒－臺大醫院副院長
廖述朗－臺大醫院醫療事務室主任
羅國鵬－臺大醫院工務室主任
婁培人－臺大醫院副院長
胡文郁－臺大醫院護理部主任
張上淳－臺灣大學副校長／ COVID-19 中央流行疫情指揮中心專家諮詢小組召集人
周文堅－臺大醫院檢驗醫學部主任
林春成－臺大醫院總務室組長
梁靜媛－臺大醫院總務室主任
王治元－臺大醫院內科部副主任
廖婉君－臺大醫院健康管理中心經理
潘玫燕－臺大醫院 5E3 專責病房護理長
劉旺達－臺大醫院感染科主治醫師
何奕倫－臺大醫院內科部主任
莊寶玉－臺大醫院護理部督導長暨品質管理中心副主任
龔淑櫻－臺大醫院 6E1 加護病房護理長
沈書甄－臺大醫院 6E1 加護病房專科護理師
陳克誠－臺大醫院外科部主治醫師
童宇鴻－臺大醫院內科部住院醫師
王亭貴－臺大醫院副院長
林美淑－臺大醫院企劃管理部副主任
張鑾英－臺大醫院小兒部副主任
李旺祚－臺大醫院小兒部主任
陳慧玲－臺大醫院醫務秘書
高淑芬－臺大醫院副院長
楊靜鈺－臺大醫院門診護理長
陳世杰－臺大醫院影像醫學部主任
盛望徽－臺大醫院教學部主任
高嘉宏－臺大醫院副院長

● 註：受訪者之部門與職稱以疫情期間為準

人滿為患塞爆急診室，量能異常緊繃下持續收治

台灣首度迎來這波最猛烈的社區疫情，以萬華茶室為起點，逐漸蔓延至雙北再到其他縣市，因地緣關係許多病人都被轉往臺大醫院，在狀況最嚴峻的五月及六月間，一共收治了兩百多名陽性確診病患，當中重症者高達三十五名。

「病人多不是問題，而是短時間內大量送到醫院。照護新冠病患不只要有具備專業的醫護人員，專責病房也要足夠。」吳明賢院長回憶，在五月中下旬的一個禮拜裡，院內湧入百來位確診病人。為何臺大首當其衝？因為自從SARS之後，台北市立聯合醫院和平院區與新北市立聯合醫院三重院區均被指定為嚴重呼吸道感染病的縣市指定應變醫院；但就在COVID-19疫情延燒之際，兩間醫院相繼因醫護人員確診及急診病患疑似有高度風險而緊急關閉了急診，導致病人只能送往地理位置最接近的臺大。

一切來得太急太快，「即便先前做了準備，還是超出能負荷的範圍。」吳明賢院長說在這次疫情爆發前、約五月初時，臺大即防範未然，已開始動員預備各項應變措施，最重要的是降載醫療量能，把急迫性較低的住院、手術、檢查等服務暫停或延遲，讓病房空出來以便未來能收治新冠病人。詎料短短一兩週變化如此之大，急診醫學部主任黃建華表示，無論是人力或醫療場域都不敷使用，當時急診室重症區約有十床，疫病患者就占了其中八床，而外頭還有確診者等著住進來，更有患者遭到他院拒收。賴逸儒副院長回顧彼時，「救護車就這樣滿街跑，但找不到一間可以收治的醫院，救護車駕駛說如果臺大再不收，也不知道能送到哪裡去。」

病人全往臺大送，系統上的失誤也是因素之一。醫療事務室廖述朗主任說明，衛福部緊急醫療網（EMS）規定醫院針對個案每日需以人工方式通報三次，臺大為強化因應則是每小時通報一次，夜間也派專人值班做登錄。然期間因 EMS 系統設定問題，以3人房為例，在收治一室一人的原則下無法由醫院端鎖住每一間病室的第2床及第3床，因此 EMS 系統上仍認定臺大有空餘的專責病床，致使救護車不斷將新冠病患載至院內。

身為抗疫最前線的急診室，在患者接踵而至難以負擔的情況下，是否該仿照SARS時期暫且關閉急診來保留醫療量能？吳明賢院長描述，那時確實收到這樣的請求與建議，痛苦斟酌再三他做出不關閉的決定，「假如連臺大都把急診關起來，不只會嚴重影響全國抗疫的士氣，也等於是把其他急重症病患排拒在門外。」於是，院方一方面向消防局反映病人已超量無法再收治，一方面協調兒童醫院將小兒ICU緊急改裝、收治成人患者。不過就算是這樣，依然不夠用。後來吳明賢院長遂以一篇名為《Hospitals Need Help》的發文疾呼，希望中央政府重視、能夠協助疏散，也希望有更多醫院可以分擔、同心共濟。「那一個星期我們只能邊收病人邊改病房，相對的也等於為其他醫院爭取到改裝病房的時間。」

來自院長的緊急呼救，再加上衛福部終於修正EMS系統讓醫院端可做關床申請，政策上亦修改成一室可收治兩人，此一慌亂方得以紓解。

醫院！SOS

重症躺滿床！急診室當加護病房用

疫情最嚴峻時，急診醫學部黃建華主任形容急診室現場是外面有等著採檢的民眾大排長龍，內部則躺滿了需要緊急救治的重症患者。他說明，二〇二〇年建置的戶外貨櫃屋很快地在這時重新啟用，提供採檢之用，「病人一直來，跟他們講還要再等一陣子，建議先去其他醫院，有十幾個萬華地區的民眾回答沒關係，坐在帳蓬底下涼涼的也不錯！」他苦笑說，甚至有人表示晚上沒了太陽直接就地過夜、早上再掛號也無妨。

至於急診室裡，更有著需要插管治療的重症病患。儘管重症床位都有獨立隔間，但由於人數實在太多，擔心重症區恐釋放出較高病毒量至環境中，於是又在外圍多加一道門，目的是為了把重症區整個封住，降低病毒散播到其他區域的機率。這樣一來，代表待在重症區搶救患者的醫護人員的風險相對更高，「當下只能拚了，是不得不做的抉擇，畢竟我們是醫院，也是這波疫情的第一關。」

一開始從救護車接收而來的確診者，在負壓隔離和重症加護病房全滿床、無法容納所有病患的情況下，導致有些重症患者無法在急診醫師做好氣管插管、接上呼吸器後便轉到加護病房，只好暫時先待在急診室裡。黃建華主任說即使院方已在第一時間求助中央，也有官員協助聯絡轉院事宜，「但還是轉不出去，既然病人在我們手上，只能盡可能延伸急診治療的範圍和量能。」此時的急診室變成了加護病房，

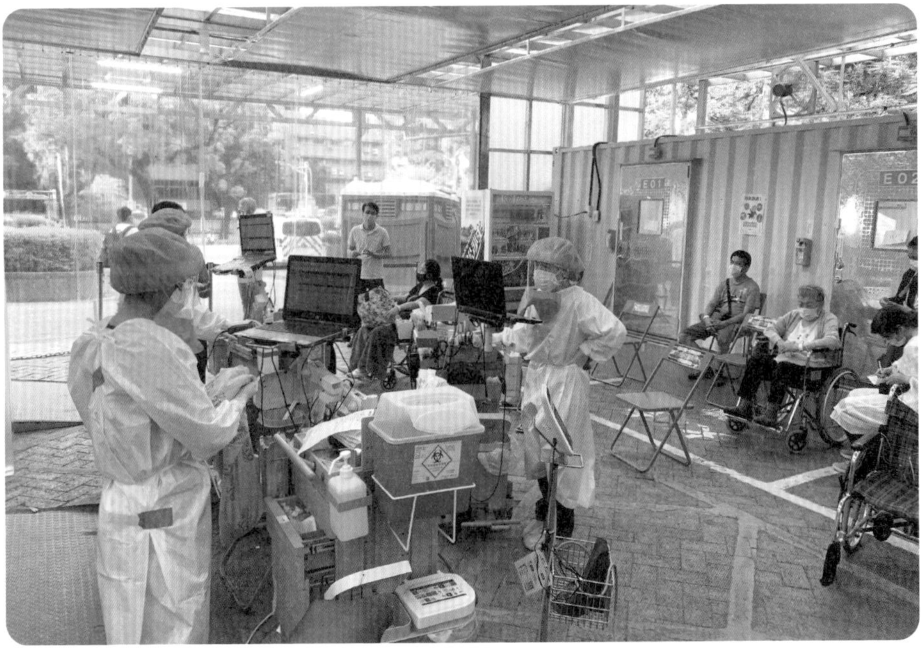

疫情嚴峻時，為了保留急診室醫療量能，戶外貨櫃屋重新啟用，提供採檢使用。

由感染科和相關科別醫師來到這裡進行治療，因處置得宜，有病人情況好轉，從原本要住進加護病房後來只需到一般專責病房接受照護。

面對這樣一個新興疾病，當病況嚴重的患者來到眼前，「救與不救」在此時更成了急診醫師的兩難。一些病患家屬聽到需要插管時，會產生抗拒心理，加上看到新聞許多和死亡個案相關的報導，有人甚至打算放棄治療。以前醫師還能跟家屬面對面溝通，但現在只能戴著N95口罩透過電話說明，必須花更多心力以適當的語句表達。「家屬多半都很訝異，不理解為什麼這麼嚴重，在另一頭難過不已，醫師、護理師自己也曾好幾次哽咽到說不出話來，但還是要跟家屬好好講清楚。」

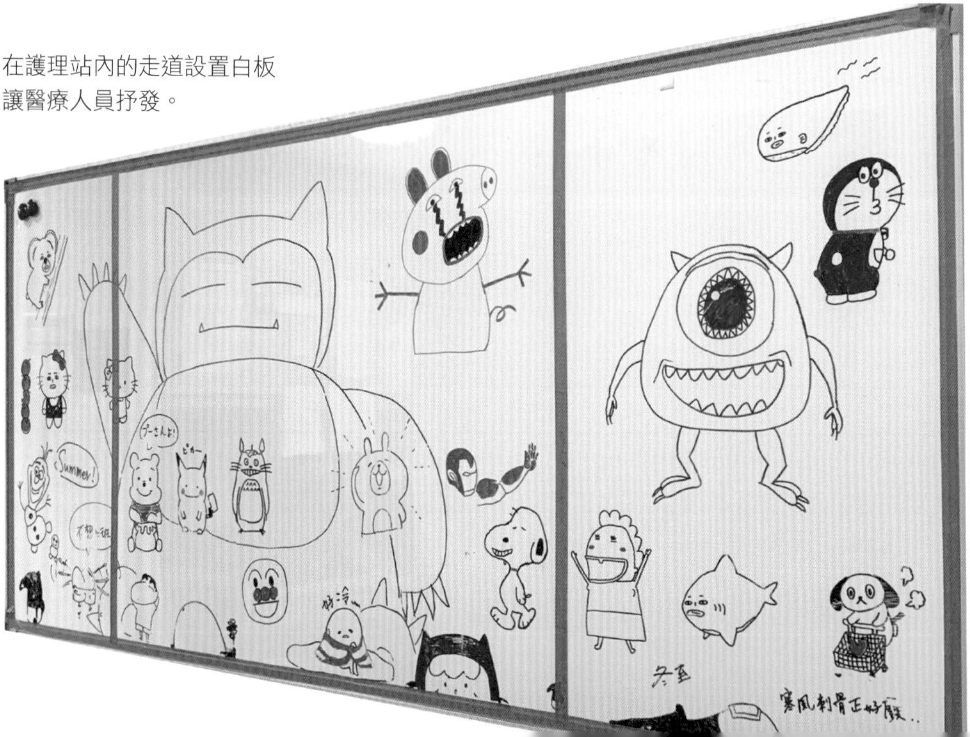

在護理站內的走道設置白板
讓醫療人員抒發。

黃建華主任強調，感染COVID-19並不是絕症，雖然少數患者存在某種無法完全恢復的可能性，但仍有治癒機會。

儘管如此，急診醫護也承受著極大的心理壓力，「畢竟過去並沒有相同的醫學經驗可以參考，每個個案都要非常小心，必須盡力避免無效醫療徒增病人的痛苦，實在是很掙扎。」另一方面，當最後決定執行插管，需近距離接觸的醫療人員雖然都穿戴了完整的個人防護裝備，但病人在此過程中會因咳嗽噴濺出帶有病毒的飛沫，其實整個團隊都暴露在相當大的感染風險之中。黃建華指出，在那疫情最危急的時刻，第一線醫師努力勸說不少重症者做了插管，後來連很多年紀較長的病人的確也都被救了回來。「急診的工作性質原本就是一直在緊急應變各種不同的狀況，可是這次對我們而言真的是一個全新的急診醫療挑戰，過去可能有類似，但絕對沒有一樣、也沒有這麼大規模的型態。提醒了我們更要保持虛心去看待各種可能，也要做更多準備、提升應變處理能力。」

工務室人員染疫！夜間緊急召回採檢

屋漏偏逢連夜雨。本土疫情持續延燒，原本即已負荷大量採檢和治療量能的臺大醫院，五月十八日有非醫療單位的工務室員工出現發燒症狀，經採檢後當天確診為新冠肺炎。在第一波針對工務室共三十八人的篩檢裡，其中十人被驗出呈陽性反應，判斷為工作場所群聚感染事件。

身為工務室主任的羅國鵬回想此事件，說他五月十八日一大早便接獲醫院東址機械房有同仁身體不適、發燒，當下該同仁也遵守院方規定至急診室採檢，並通報相關單位，「真的是晴天霹靂！原以為只是一般感冒，不料就在我晚上回家的車上接到感管中心通報該同仁檢測結果呈陽性。」當時院方果斷召回同間辦公室及近期有與其接觸的同仁，包含外包人員等回院採檢，快抵達新竹家門口的羅國鵬也立刻折返回台北。「其實我當時已經有一段時間都不曾和工房人員有接觸，但為了陪伴同仁，心想那就順便做做篩檢吧！」而漫長的篩檢過程持續到隔日凌晨四、五點。

篩檢結果出爐後，除了安排陽性者先入住疫病病房、其他人員入住隔離病房觀察之外，進行完整的疫調全面掌握接觸者資訊、避免院內傳播更是當務之急。經初步感控分析，確診者有萬華活動足跡，由於該工務室單位主要負責修繕，工作時不會接觸到醫療人員及院內收治的確診者，加上感染管制中心進行環境採檢共十處，被採檢出病毒的三處均位於確診者活動的東址地下三樓辦公室內，研判應是自院外感染，且在未知情況下於工作場所將病毒傳染給其他員工。然而，為了慎重起見，院方又進行了第二波匡列，將疑似有接觸者共十多人予以隔離觀察。同時確保院區潔淨，也立即採取多項措施，包括院內各單位分艙分流上班，醫療降載、除緊急用藥及手術之外的常規醫療行為均暫停，以及辦理全院普篩等。

不過，工務室在多數人員被匡列隔離的情況下，羅國鵬主任表示，當時東址機械房可說空無一人，其他工房也出現人力嚴重短缺現象，使得整體運作大受影響，偏偏院內各項水電、空調等機電設施的日常運轉和維護修繕工作皆有賴該單位，也牽繫著至為重要的防疫工作，像是疫苗施打站的建置、室外加裝帳篷、篩檢站的設立、病房改裝、抽風設備等工作。羅國鵬說，院長曾詢問是否需要人力支援，但他最後決定除了東址機械房業務由西址及兒醫工房同仁協助之外，這段期間的修繕工作盡可能以維持院內單位運作的基本需求為主，期許運用僅剩的人力資源度過難關。

負責督導工務室的副院長婁培人回顧，未被隔離的員工那時一個人要做三、四個人的工作，尤其是「臺大工務室員工確診」消息傳出後，大部分外包廠商哪還願意進到醫院裡頭來施工呢？「他們真的是非常、非常辛苦，這一次防疫需要很多基礎建設，如果少了他們，也不會這麼成功。」在人手嚴重不足時，非工務室的其他科部員工，甚至紛紛挽袖親自擔綱起施工角色。護理部主任胡文郁敘述，為了收治確診病人，一般病房瞬間要轉換成具隔離、負壓設計的專責病房，但工務室被匡列這麼多人，護理長、督導只好自己當起工頭，頭兩三天還要瘋狂尋找適用的抽風機、地毯、吸水布等設備，「有些不理解的人還很疑惑我們怎麼都在處理瑣事，但這些細節事關環境污染管理和疫情防控，其實是大事啊！」所幸慌亂終於過去，全院不分單位互助合作、積極處理，打造出安全無慮的醫療環境。正如吳明賢院長所說：「面對這場戰疫，我們不能怕麻煩，因為越怕麻煩，只會越麻煩。」

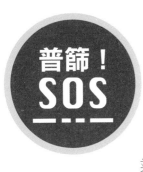

全院即刻動員！72小時力拼完成一萬人普篩

發生工務室事件後，院方便火速於隔天早上九點的疫情會議上，宣布由高淑芬副院長負責規劃督導，啟動全院普篩的破天荒舉措。必須自五月十九日起的三日內，針對全院約一萬人次做完篩檢，避免疫情擴散並降低感染風險的疑慮。

張上淳副校長表示，由於平常工務人員會進到院內各個角落執行維修或檢視作業，當時又發現不只一位確診，因此多人均具有傳播給他人的風險。「收到幾位感控醫師們的回報後，我立即與感染管制中心主任及同仁討論後續應執行的感控作為，我們都希望能盡快排除任何一個地方受到汙染的可能性，但又不可能把全院員工

普篩！SOS

統統隔離，最後才提出全院進行抗原快篩的建議。」然因工務人員並未進到病室內，所以篩檢對象不包括住院病人與陪病者，而是以有機會與這些在醫院各處走動的工務人員可能接觸者為對象，當中也包含了研究助理、看護及賣場員工、清潔、傳送等外包人員在內。但因最後難以區別誰有接觸過、誰沒接觸過，故全院同仁均納入為篩檢對象。

但是，欲進行上萬人的篩檢，前提是要有足夠的快篩試劑。檢驗醫學部臨危受命，「一時間要處理如此大規模的抗原篩檢，談何容易，稍有不慎，可能會全院大亂！」檢驗醫學部主任周文堅說明，從試劑的選擇、數量的取得、如何足量分配至全院各單位等環節都要注意。同時，不只檢驗醫學部要忙於處理試劑問題，各臨床科部也要接下採檢任務，行政部門負責佈建網路、後勤補給其他醫材，需要院內每一個單位的通力合作。

新冠肺炎快篩站地點選在東址六樓的戶外空中花園廊道，由於負責機電工程施工等硬體的工務室多數同仁此時正在隔離中，遂由總務室協力完成架設作業。

Date 2022.05.19
72 小時 1 萬人普篩

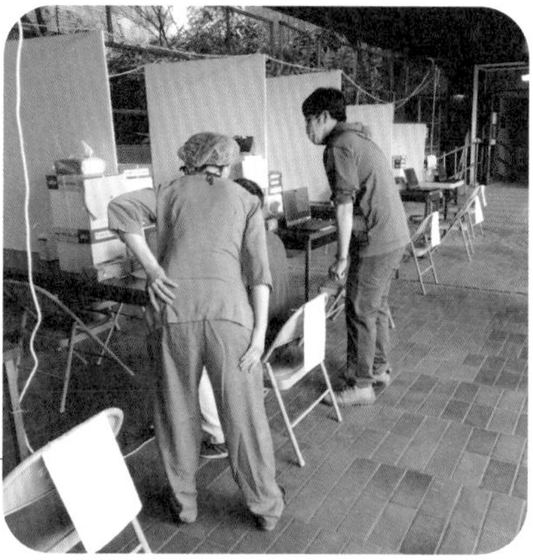

PM 12:00
於東址六樓的戶外空中花園廊道架設電腦。

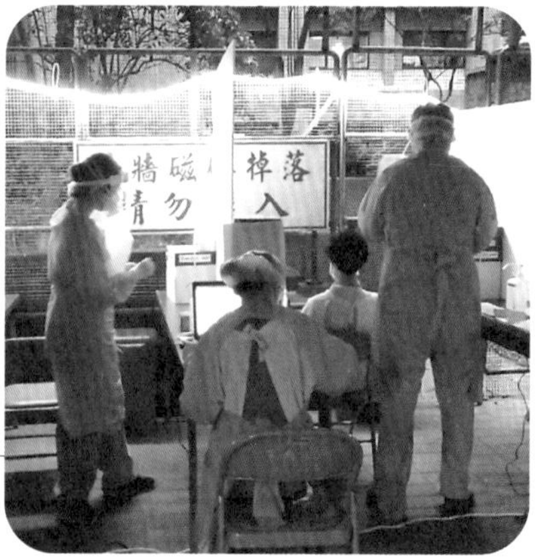

PM 16:00
東址六樓健檢外啟動全院快篩。

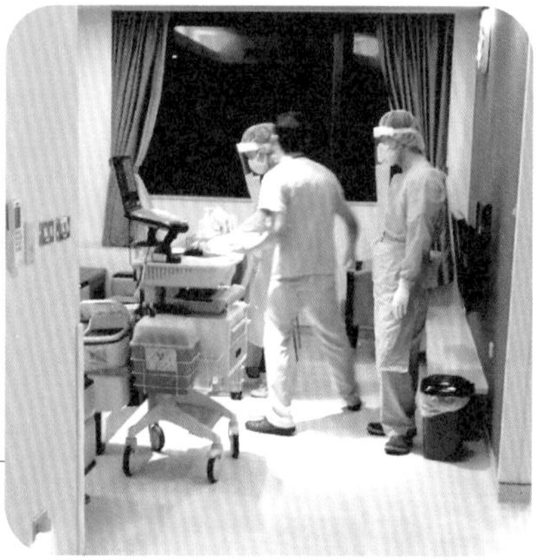

PM 22:00
設置病房快篩隔離區。

總務室組長林春成回憶，當時總務室偕同健康管理中心和資訊室規劃各項醫療物資提供、桌椅設備、簡易隔板、燈光照明及資訊配線等，把一開始六線後來加到十線的臨時採檢站全數完成。主任梁靜媛補充，「所有隔板、桌椅都要一個個搬上來，我們也沒有實際工程經驗，只能土法煉鋼。」像是為了趕在時限內做完普篩，勢必得挑燈夜戰，化身為工務的總務室在不諳戶外照明安裝的情況下，緊急去搜刮露營用的LED燈條應變，也動員將近一百名同仁共同參與設置。此外，總務外包管理同仁一一打電話，請所有駐點醫院廠商召回清潔、傳送等外包人員接受篩檢，將近九百人次。

普篩作業於五月十九日下午一點開始，由內科部及健康管理中心的醫護人員兩小時為一班為院內同仁快篩。內科部副主任王治元說，在接到院方的指令後，該科部即刻依照任務分組，由他領著總醫師群和護理及行政人員會合。當天本來預計需要通宵作業直到凌晨兩點，不過下午五點以後高淑芬副院長增加總務室同仁，改善現場動線指引維持社交距離。健康管理中心經理廖婉君依稀記得，晚間十點半便完成了該階段任務，一共在十小時內篩檢將近二千九百人。

「真的只能用氣力耗盡來形容，但最令人感動的瞬間，是發現我們是一個不離不棄的團隊。」廖婉君敘述。普篩時不僅有張上淳副校長和吳明賢院長親臨快篩站為大家打氣，王亭貴及高淑芬等副院長們也都守在現場督導，其他像是主任、組長、院內同仁甚至外包清潔人員，每個人都堅持到最後一刻。其中還有些人員

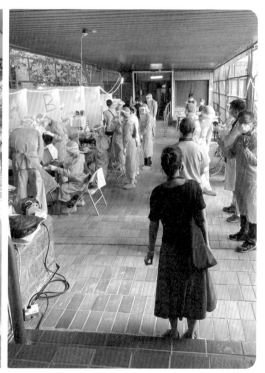

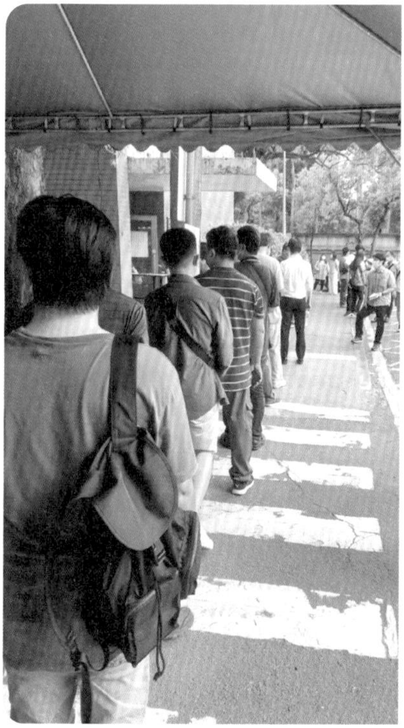

疫病門診及六樓健康管理中心外，等待篩檢情況。

強忍著身體不適，例如健康管理中心被調派支援的十四人小組裡，有十一人因早上才剛施打疫苗、正發著高燒，仍全程穿著全身裝備克盡職責。

史無前例的全院普篩行動，於五月二十一日告一段落。檢驗醫學部主任周文堅表示，在一萬人的檢驗之中共有四十多人抗原快篩呈陽性，經ＰＣＲ採檢後大部分是偽陽性，其他五位真陽性的工作人員中所幸並無任何醫護成員。而這次的動員對院區保淨與維持醫療能量來說，更是具有重大意義。

有了此次經驗，賴逸儒副院長說同仁們的緊急動員能力都明顯提升，並能分清輕重緩急、提高效率。就在普篩約三個多月後，一名麻醉護理師在醫院健康監測時自主通報有呼吸道症狀，採檢後於九月六日確定為陽性。做完疫調匡出風險範圍，隔天下午兩點起，針對手術室和麻醉科相關人員，以及與護理師曾接觸者進行「小普篩」。到傍晚八點，便已完成一千一百多人的採檢；由於檢驗醫學部此時已發展出池化核酸檢測（Sample pooling PCR）技術，以及資訊室開發ＣＯＶＩＤ－19 Pooling sample 程式，將ＰＣＲ核酸檢測量能提升至五倍，因此得以大量快速篩檢，於一日內完成檢測。而且最終結果所有手術室相關人員均為陰性，可謂是群策群力杜絕了感染風險，也顯示同仁平日落實防疫基本功的成效。

感染擴大、疫情升溫！擴大徵用防疫專責病房

可想而知，在疫情日益增溫之下，加開專責病房已是刻不容緩。

其實，在社區疫情大爆發之前，為了維持收治量能，臺大便已滾動式調整專責病房床位。專責病房護理長潘玫燕指出，二〇二〇年三月因 5E3 專責病房收治的病人數達到高峰，所以就事先徵召了鄰近的腫瘤科病房轉置為疫病專責病房。感染科主治醫師劉旺達則說，在二〇二一年的五、六月之前院內從未經歷過一次送來如此大量的病人，「以前雖然加總後人數也不少，但都是一個、兩個零星住進來，可是不會在短短一個晚上就把病房裡的十六床填到滿。」而原本做為後備的腫瘤病房，至此也優先被徵用。到了五月中旬，院方決定增設疫病病房，除了西址的 6E2 病

房之外，包括東址的14A、14B、8A、8B、3C、4B、ICU及兒醫大樓12PE、12PW，均被納入。

「將一般病房轉成專責病房」，看似簡明扼要的寥寥數字，卻相當耗費心力，有時還得溝通協調，同時必須跟時間賽跑。像是某病房被徵收了，原本的病人要移去哪裡？內科部主任何奕倫說明，這時就得號召內科部其他病房，配合院方指示在最短時間內來挪移收治病人，再加以改裝開設。護理部督導長莊寶玉則提到，當時必須在時限內把兩個單位轉型為專責加護病房時，首先面臨的還有硬體設備問題，尤其是HEPA數量不足，以及需調用大量人力支援，最令她印象深刻的是狀況已經很緊急了，卻遍尋不著有意願的工班能進到醫院裡頭來施工。「還好最後有師傅願意幫忙，但我們也很擔心他們會有感染風險，除了要幫忙爭取施打疫苗，後續也要追蹤他們的健康狀態。」

另一方面，儘管此時已採降載方式營運，但持續增加的病人和照護需求都需要投注更多醫療人力。護理部主任胡文郁表示，之前有人誤解服務降載，所有非緊急住院、手術、檢驗、治療或健康檢查都暫停，不是就多出人手能幫忙了嗎？「但是專責病房的人力需求更高，因為護病比提高了。」此外，同樣都是護理師，但因隸屬於不同單位，工作內容和專業技術也不一樣。以開刀房的護理師為例，平日工作多為傳遞手術器械、協助病人皮膚消毒和擺位、準備手術麻醉物品等，如今要改到病房臨床照護患者，需要時間適應，在疫情嚴峻時病房護理師也沒辦法手把手指導，「不是這邊多出一個人，就可以馬上進到病房裡。」因此只能先將人力調派到其他適合的單位幫忙。

專責病房醫療人員調度吃緊的狀況，該如何解決？6E1加護病房護理長龔淑櫻說，當時只得趕緊尋求以前同在加護單位有抗SARS經驗的老戰友們「回鍋」，並且內、外、小兒科、加護單位大家一起動員，交叉訓練，分艙分流，一同協助照護重症患者。專科護理師沈書甄也提到，6E1在專責照顧的過程能夠順利平安，多虧其他加護病房的相助，甚至有位資深護理師已離開加護病房多年，卻自願請調前來，「我們有聊到，其實她來這裡也是會害怕，擔心把病毒帶給家人。我問她最後為什麼願意過來，她說在這種疫情危急時刻，她覺得身為護理師應當要盡這份責任。」

值此感染高峰，雖然大多數醫護皆主動參與或配合人力調配，但難免有少數同仁心存疑慮，畢竟自己所屬的科部病房要轉變成專責病房，病患還得大搬風，並不是每一個人都甘心樂意。副院長賴逸儒回憶，偶爾確實會需要由院長出面幫忙協調，「確診病患要救治，可是其他非疫病患者也有病房需求。這樣一來，不僅內部調整會有困難，對病人、家屬也要做很多解釋和溝通。」

而儘管一開始防疫病房大多由內科部支援，當置身於對專責病房需求越來越大的處境時，外科系也加入支援。賴逸儒副院長進一步說明，過去SARS時期，呼吸道感染病人都是由內科照顧，外科病房多處於後線角色，「這次不一樣，外科病房很快就被徵收了，原本外科住院病人就疏散到骨科、泌尿科等，這些外科系主任都沒有第二句話，全力配合。」外科醫師陳克誠補充說，在主任黃俊升的帶領下，外科醫護於疫情大爆發之初即率先投入抗疫之戰，像是被徵用的8A、

8B病房就改裝成COVID-19專責病房，4B1加護病房則改裝成COVID-19專責加護病房，隨即進行確診病人的收治。他形容外科所有同仁不但沒有規避任何責任，還爭先恐後投入，「所謂養兵千日、用在一時，外科醫師一路從社會獲得許多資源，這時國難當頭，我們更要滿懷熱忱地貢獻所學，使出所有救人的看家本領。尤其我們擁有治療重症的知識和技能，也有長官和師長們當後盾，可以自信地說我們永遠都在！」

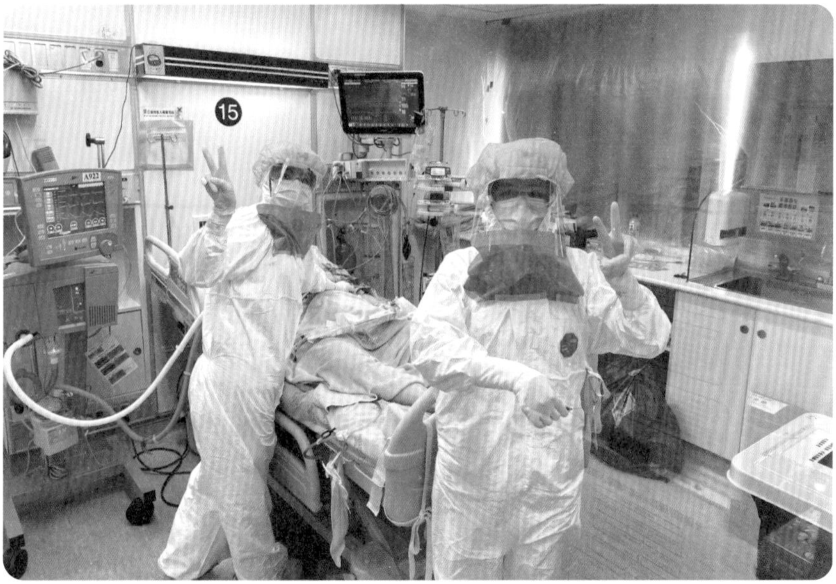

2021年6月開刀房同仁在嚴密的防護下為確診孕婦順利接生。

疫情中我能幫上什麼忙？菜鳥醫師的震撼洗禮

「所有的重大災難，都是一面照妖鏡！大多數的住院醫師不忘初衷的熱血行為，讓人熱淚盈眶。但是聽聞有少數科別之住院醫師，把自己當成局外人，甚至藉機放長假，這些行為不僅無情而且傲慢，讓師長們痛心。」

疫情當前，醫療量能異常緊繃，絕大多數醫護本著救治病人的責任與使命，齊心抗疫。然而，不免也有一群才剛取得醫師證照、進入醫院完成ＰＧＹ訓練沒多久，便馬上面臨震撼教育的年輕醫師們擔心，自己真有足夠的備戰能力嗎？有辦法在照護確診患者的同時也全身而退嗎？儘管院方已為這些所謂的菜鳥醫師備妥全套防護裝置，也提供了紮實的防疫訓練課程，但恐慌、懼怕與茫然大過行醫救人的念頭，以致吳明賢院長在二〇二一年五月二十四日，向住院醫師發出一封公開信，提醒年輕時應少點功利主義，醫學生涯才能走得更久更遠。

不過，選擇逃離戰場的終究只是極少數人，更多的是跟隨老師與資深醫師腳步，在經歷這場疫病之戰後持續成長茁壯的熱血菜鳥。在PGY最後一個月及住院醫師第一年的頭一個月，分別在兩間不同防疫病房照護患者的內科部住院醫師童宇鴻便是一例。他敘述，最令人恐懼的夢魘其實是害怕自己把病毒帶給親友，不過能在監視屏幕上看到病人們安穩入睡、起床，則往往能帶給他最大的感動。在治療病況極度艱難的病友時，他坦言的確也常產生滿滿的無力感，「反倒是有些病人比我更看得開，即使知道自己時日無多，仍然不斷感謝，說自己看得到我們的盡力。」

帶領內科團隊的何奕倫主任也特別提到，在整個防疫過程中，內科住院醫師毅然決然做了非常多的奉獻，他並以《詩經》中所說的「豈曰無衣，與子同袍」勉勵，「我覺得他們充分展現了這個精神。」無論是病人的臨床照護、疫病篩檢一直到協助注射疫苗，皆挽起袖子來毫不遲疑，甚至在全院進行大型篩檢，總醫師們還自動自發排班幫忙。

在疫情最嚴峻時，為因應各病房的病室經常有徵調、挪用或改當隔離空間的需求，十七位內科病房總醫師也迅速研擬出一份每日病房收治實況的線上表單，並詳細填寫各種指標，包括需要護理師全責照護的床數、正在使用呼吸器的床數或有潛在醫療糾紛風險的床數，清楚呈現各病房的病床運用情形，更重要的是評估病房的整體負荷，「盡量做到每間病房的負荷量是平均的，既能維護急診病人的權益，也可以兼顧到我們病房員工的壓力。」透過此方式再配合感控措施機動性地調整空床配置，將收治急診患者的量能提升至最大化，避免因急診壅塞增加交叉感染的風險。

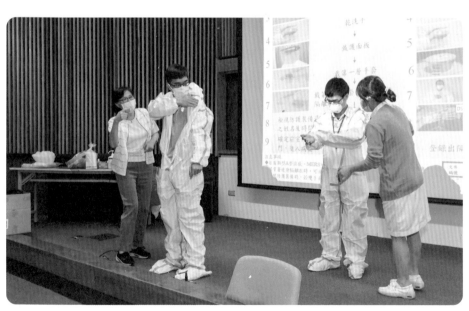

感染管制中心為 PGY 訓練開設新冠肺炎感染課程，教授防護裝備的穿脫。

此外，內科部總醫師亦自動發起，和其他科部總醫師成立了「跨科部聯合醫療團隊」LINE群組，將院內重要的感控資訊予以佈達，讓非內科專業的所有年輕醫師們都能更熟悉COVID-19，或互相學習、交換意見，或在此發問尋求協助。「我們希望大家可以體會到，COVID-19已經是無可避免、無可逃避的衝擊了，並不是只有內科醫師才會碰到確診病人。對於病毒，當你越不了解它越會忽略它，唯有越認識它越能有效做好防護、應對威脅。」

但醫師畢竟也是血肉之軀，內心難免會感到不安與憂慮，內科部主任何奕倫說，當時多少能感受到這樣的氛圍，但是大家普遍都有高度的共識和一致的信念，「我聽到他們說要打造一個全台灣最安全的地方，那個地方就是臺大醫院。」他補充，這群年紀輕輕的住院醫師們能夠勇敢地面對這一場不確定性極高的新興傳染病，必須歸功於院內的感控專家、內科部的師長和主治醫師們，不僅提供了實質上的教育，也分享過去SARS的經驗鼓勵大家有信心，強化抗疫的心理建設。

阻斷傳播鏈、擴大採檢量能！院內廣設快篩站

在防疫過程中，保護醫院安全無疑地是首要原則，而做好院區保淨最重要的工作則是「篩檢」。因此臺大醫院在首波本土社區疫情逐漸穩定之後，也率先開始廣設篩檢站，從原本設置於疫病門診的第一篩檢站，陸續於兒童醫院、舊急診區及牙科門診增設第二篩檢站、第三篩檢站與第四篩檢站。

對此，吳明賢院長表示，有鑒於此傳染疾病的潛伏期長，且感染後未必會出現明顯症狀，所以必須用大量篩檢及早找出可能的傳播者。其實早在疫情初始，臺大即已自行撥發費用，針對高風險單位醫療照護相關工作人員及陪病家屬每週免費做一次篩檢，為的就是快速阻斷隱形傳播鏈。

負責督導篩檢站設立的賴逸儒副院長說明，醫療降載期間民眾進出院區相對較少，一個篩檢站還堪用，但隨著疫情趨緩逐漸恢復服務，為了擴大醫療量能，勢必需要擴增。適逢六月下旬台積電慈善基金會捐贈了一座「零接觸防疫採檢站」，

協助醫護人員能在正負壓設計、UVC紫外線殺菌及內裝冷氣的環境下為民眾進行PCR採檢。有如及時雨般的重要防疫物資雖已到位，但接下來的問題是，篩檢站要設立在醫院的哪個地方？在副院長們的集思廣益討論後，分別選定了第二、第三及第四篩檢站。

以第二篩檢站為例，企劃管理部副主任林美淑回顧，當時在賴副院長、醫務秘書陳慧玲邀集感控團隊及總務、工務等相關單位，就篩檢作業空間和動線等條件加以評估後，最後決議選定兒童醫院南側門空地。這樣一來，兒童醫院的小朋友和家長便不用再提著行李趕赴西址等待篩檢，也能讓西址疫病門診過高的篩檢負荷得以紓解。

不過，由於此地點臨近兒醫大樓空調進風口及健康大樓工地，考量大樓側風較強勁，工務室人員擔心恐對兒醫大樓的空調系統造成影響。陳慧玲醫務秘書遂邀請環職部教授蘇大成和臺大環境與職業健康科學研究所副教授陳佳堃協助現場評估，兩人認為兒醫的高樓強風將使病毒在流動空氣下很快便被稀釋，只要將採檢車往西側移，與空調進風口保持一定距離，應無安全上的疑慮。

順利解決第一道難題之後，另一個要考量的環節則是該如何執行。畢竟這裡不像疫病門診的篩檢站擁有掛號批價櫃台和診間，關於病人掛號、診療行為、看診完成後的等待及檢體收集等作業流程，要怎麼安排？由於戶外篩檢站僅需採檢、並無看診行為，規劃團隊集思廣益後決定「預先作業」是最好的方式，一來可減少現場作業時間及等候人群，二來可減少現場需動用的第一線人力。

遂由各病房事先為住院病人及陪病家屬進行名單造冊，於篩檢前一天提供給企劃管理部兒醫櫃台預行掛號作業，並透過簡訊通知分流病人報到時間，再由各醫療部病房輪值醫師設定診療行為。於是，病人採檢當日只需前往報到處確認身分、領取採檢袋，醫師採檢完由病人自行將採檢棒及試管交給護理師，即可離開，不必在現場等候結果，檢體則由傳送人員送回檢醫部。為使作業流程更加順暢，兒科總醫師蔡孟儒、邢子芸及婦產科總醫師葛慕恩更特別拍攝了篩檢流程影片，提供病患事先瀏覽，減少緊張情緒。

六月二十三日「零接觸防疫採檢站」順利被吊掛至兒醫南側門預定地，緊接著短短一週內完成軟硬體設置，臺大首座戶外篩檢站正式於七月一日開始營運。初期以婦產部、小兒部、小兒外科及牙科部住院病人及陪病家屬為主，進行住院前的篩檢，放射腫瘤科門診病人也是篩檢服務對象之一，再逐步配合院方篩檢政策滾動調整服務對象。約莫七月中旬又加開第三及第四篩檢站之後，每天住院病人與家屬入院需做的篩檢量能便已足夠，醫院終能在保障員工及患者的安全和健康前提下，恢復正常運作。

疫情再起！兒童感染比例急遽增加

隨著病毒的變種，二〇二二年四月開始，台灣再次發生大規模、多點的Omicron變異株群聚感染事件。這次疫情不僅遍地成災，確診人數亦屢創新高，甚至接連數日破萬。而且連原先暫無新冠疫苗可施打的兒童，也成了病毒攻擊的目標。

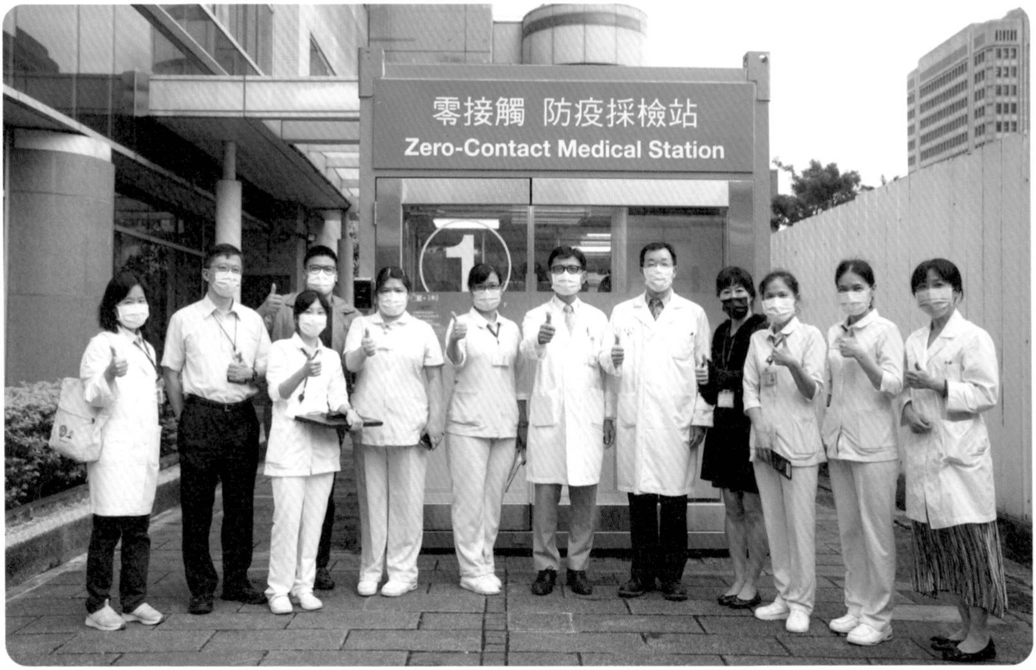

臺大醫院獲台積電慈善基金會贊助設置戶外零接觸防疫採檢站，並設置於兒醫旁空地。

臺大醫院院長吳明賢回憶，儘管三、四月間只是零星個案發生，但已從觀察國外疫情中發現Omicron病毒具有更強傳染力的特點。「四月時我曾到指揮中心報告，說明以Omicron的發展來看，可能已經沒有辦法做到『清零』了。因為這個病毒很容易進到社區裡，而且一旦進入會很難消滅。」果然，五月確診個案又來到高峰，對醫院無疑是另一個嚴峻的考驗。

這次，院方應中央下令，必須在短期內將防疫專責病床占比增加至三十％，以收治大量病人。這樣一來，不但對空間和人力的配置都會帶來直接影響，對醫院而言，最大的困難在於其他疾病的照護也因此受到壓縮。「醫院不只要治療確診病人，還有其他急重症病患的醫療需求也要顧及！」吳明賢說明，由於社區大流行的緣故，導致院內同仁或其家屬陸續於社區染疫，使得照護人力因隔離顯得更加捉襟見肘。

提及這波疫情的變化，臺大醫院護理部主任胡文郁指出，有別於二〇二一年五月全國疫情提升警戒至第三級那次，病人幾乎是一確診就住院，這次住院者多為中重症，而且高齡者或本身有慢性疾病的比例也較高。加上非專責病房的病人還會出現陰轉陽的狀況，因而增加了染疫風險。而為了達到三十％的專責病房比例，臺大醫院東址只好於各個病房均開設防疫專責專區，亦即三十六床裡需安排六床收治確診病人，「這對護理長確實是一大考驗，要規劃出隔離專區，也必須在照護確診和非確診病人的人力上做最有效能的排班，還要妥善分流、確保不相互感染，種種硬體改置和作業程序都要做出相當大的改變。」

此外，這次疫情確診的兒童案例突然變多，病情嚴重度與發生重症的比例也比成人要高。臺大醫院小兒部副主任張鑾英表示，五月時湧入非常多病人，但受限於當初「病患需得住滿十四天、拿到解隔單後才可出院」的隔離政策，導致一開始無論是西址的疫病病房或臺大兒童醫院的疫病病房，床位根本不夠用，許多小孩只能在急診室留觀，有時甚至要待一個晚上才能等到床位。「那時經過急診聽到小孩在哭，實在是很不忍心！」於是她自告奮勇，在衛福部石崇良次長召開的應變小組會議上提出建議：在病人狀況許可的情況下放寬確診者出院條件，遂才稍稍舒緩了床位問題。

有鑑於國內兒童確診個案越來越多，而臺大醫院向來在兒童醫療亦肩負領頭羊角色，臺大醫院小兒部主任李旺祚說，當時蔡英文總統希望臺大醫院能擔起此重責大任，於是大家在短短一兩天內備妥至少一百床空床，預備因應當時的疫情。然而，這種做法無可避免地，同樣也擠壓到原本正常兒童的醫療，「為了避免一些癌症或罕見疾病的小病人受到影響，當時都要做很多協調，醫師也比平常要花更多的心血來照護。」幸而後來疫情趨緩，並未使用全數預備病床。

臺大醫院醫務秘書陳慧玲補充，在未開放兒童疫苗施打之前，可以發現到不少成人確診，其實是家中小朋友從學校、托嬰托兒中心被感染後，再回來傳給大人，反之亦然。而孩子的確診或被匡列，不只讓父母親心慌慌，也擾亂了全家的工作、就學和生活步調。幸好，隨著五月起政府陸續開放五歲至十一歲兒童接種疫苗，後續七月再開放六個月至五歲嬰幼兒疫苗，提升了兒少族群的保護力，讓兒童的感染大幅受到控制，重症也減少，大家的憂心才逐漸減緩。

染疫後恐遺留長期症狀，首推成人及兒童COVID－19康復整合門診

根據 Worldometer 資料庫統計顯示，截至台灣時間二〇二二年十二月四日，全球目前累計確診案例 649,994,941 例，累計死亡案例有 6,646,501 例。台灣累計確診及累計死亡病例，依據衛福部疾管署公布則分別為 8,278,991 及 13,645 例。雖然大多數染疫者都能康復，重症病人經適當治療亦能倖免於難，但已有越來越多國內外研究發現，無論是輕重症，新冠患者在往後的幾個月內會出現疲勞、胸痛、失眠、腦霧、呼吸急促、暈眩等各種症狀，也就是所謂的後遺症。

而臺大自疫情爆發後，因收治了多名新冠重症患者，即發現到這些病人從鬼門關前被救回後，往往還得面臨七大後遺症，包括肺功能受損、體能退步肌肉無力、語言溝通問題、吞嚥困難、瞻妄與認知障礙、焦慮與憂鬱、日常生活自理困難；有些輕症者也會產生長期症狀。高淑芬副院長表示，一開始是院長責成她成立專門小

組，主動追蹤康復者的身心狀況。後來考量病人回診可能需要跨科別且持續性的醫療照護，以及多重面向的復健，遂結合感染、胸腔、心臟、精神、復健、皮膚、神經等不同科部與睡眠中心、臨床心理中心、物理治療中心，於二〇二一年九月下旬開設COVID-19康復整合門診，讓病人一次掛號就醫便可針對不同症狀至相對應的門診接受診療。而此一整合門診不但提供院內原本照顧的康復者回診追蹤，若外院確診並康復的病患有需要，一樣也可掛號尋求臺大協助，以提升各器官功能與整體生活品質。由於二〇二二年四月逐步爆發的Omicron疫情，感染力高，至六月十三日臺大醫院已有超過三千名十八歲以下的確診患者，超過一百五十名住院，除了有心肺相關的中重症，也發現有神經系統、中風、MIS-C的確診兒童，因此，在兒童醫院同時開設兒童COVID-19康復整合門診。

儘管染疫潛藏留下後遺症的威脅，但積極透過復健、治療，仍有很大的機會逐漸恢復健康。感染科主治醫師劉旺達分享，院內第一個使用葉克膜治療的重症病人，在康復後持續回到門診追蹤，「現在已經跟正常人一樣活跳跳的，日常生活也都自理、不需要他人幫忙。」同時他也觀察到，由於人們對傳染病的恐懼，使得部分確診者在回歸到社區後會被貼上標籤，甚而發生親友斷絕往來的情況，呼籲全民應有更多同理心，切勿歧視、排斥或污名化。「不管是任何疾病，希望有一天大家都能體會到，病人單純就是一個生了病需要被照顧的人，只要接受治療照護、控制住病情就沒事了，不應有偏見或刻板印象。」

兼顧防疫與保留醫療量能！防疫急門診篩檢站與特別門診的設立

隨著二〇二一年五月這一波疫情確診人數激增，為了盡可能找出潛在的病例，並避免民眾大量擠進醫院急診室篩檢，指揮中心在五月中旬於台北市、新北市、基隆市、桃園市等，北北基桃各區設立了大型篩檢站。臺大醫院也在中央流行疫情指揮中心的邀集下，被賦予開設快篩站的使命。

臺大醫院門診護理長楊靜鈺表示，院方在五月十五日接到任務之後，便選在曾為疫苗接種站的臺大醫學院體育館設立社區防疫急門診篩檢站，同時於二十四小時內即迅速完成帳篷、電力等硬體設置，於五月十七日正式提供 COVID-19 快篩陽性者進行 PCR 確診，每天上午、下午可分別採檢二百人。一直到六月三日，因採檢人數減少方才停止服務；而指揮中心也宣布自五月二十六日起開始實施「快篩陽性即確診」的政策。

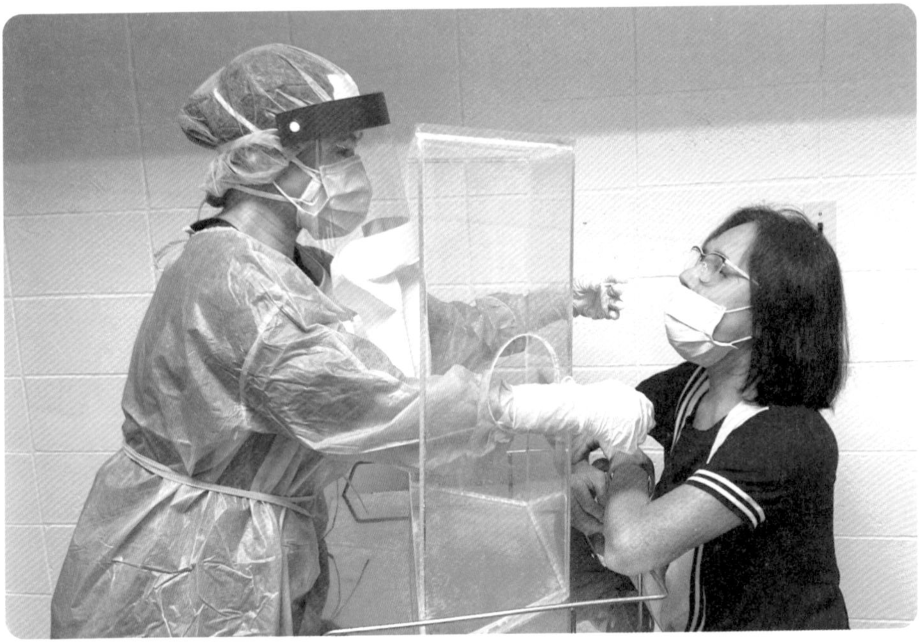

醫護人員替病患進行 PCR 篩檢。

回想當初這段民眾擔心自己確診的恐慌時期，楊靜鈺也在快篩站現場親眼見證篩檢亂象。像是一位來院病人表明要執行篩檢，但電腦一查發現病人早已是確診者，「光是用視訊，沒到醫院來檢查，我覺得就很不真實呀！」原來病人是經視訊診療醫師所評估的確診個案。還有民眾已出現新冠相關症狀將近一個星期，雖自行做快篩驗出陽性，卻未經醫師診療與確認，也沒有依規定進行法定傳染病通報。「在這個階段裡，因確診人數變多，加上篩檢策略不斷調整，導致第一線的護理人員必須提供更多正確衛教，包括告訴病人什麼叫確診、確診後的處理流程，

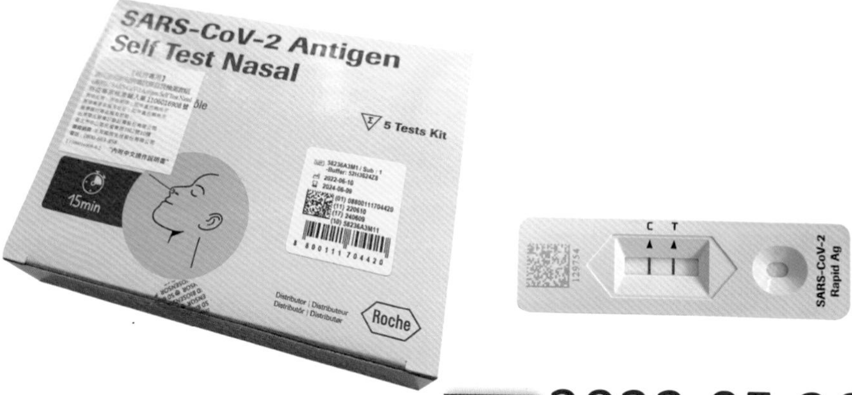

Date 2022.05.26
使用快篩試劑，快篩陽性即確診。

以及如何度過不適症狀等等。」甚至還出動曾確診過並康復的醫護人員向病人說明，藉由其親身經歷的分享，將應對疫情的每個步驟鉅細靡遺說清楚，讓現場民眾更加安心。

除此之外，為了落實分流就診，除了原本「疫病門診」提供十八歲以上至六十五歲以下的民眾看診之外，院方也在五月十一日及五月十七日針對不同族群，分別設立了十八歲以下及家屬的「親子疫病門診」，以及六十五歲以上「敬老疫病門診」和「視訊疫病門診」。不同年齡的族群，所產生的看診需求也大相逕庭。楊靜鈺表示，當時凡六十五歲以上長者快篩陽性，經醫師評估後便可使用抗病毒藥物治療，不過曾有一位確診病人表示自己平日獨居，家人皆在外地無法前往醫院代領藥物。後來護理師發現老人住家距離醫院其實不遠，於是決定親自送藥。為降低接觸風險，護理人員先將藥品投至病人住家信箱後，便躲在遠處察看，確認病人已領藥才離開。

至於親子疫病門診裡的需求也是五花八門，像是〇至三歲的嬰幼兒在等待看診的過程中可能需要喝奶，所以還得增闢一間專屬的哺乳室並備妥熱水；也要為家有雙胞胎的爸爸媽媽們，設置足以讓雙人嬰兒推車進出的親子等候區；有時父母沒空，陪伴孩子一同前來就診的是爺爺或奶奶，這時便得讓敬老門診的醫師過來協助看診。

在視訊門診裡，同樣狀況連連。當碰到民眾完全不會使用視訊功能時，護理師又馬上變身為資訊人員，透過電話口頭指導每一個操作步驟。此外，護理師也要協助評估病人情形，例如確診者是否為六十五歲以上，或是雖小於六十五歲但有慢性疾病，以提供醫師做為可否開立藥物的參考，藥師也會在遠端偕同確認，藉此縮短病人等候看診的時間。由於抗病毒藥物和某些藥物會產生交互作用，所以護理師也會針對不可併服的藥物給予衛教，確保病人用藥治療的安全性。

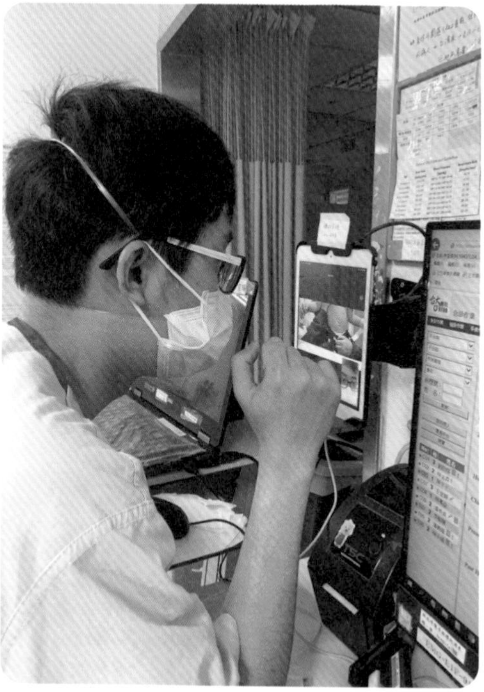

為了降低接觸風險，
以視訊連線評估病人情形。

走過疫情困境，醫界龍頭如何展現社會責任？

身為國內醫學和醫療體系龍頭，臺大醫院向來肩負著服務、教學、研究三大任務，而即使是在COVID-19疫情異常艱困的期間，依然持續堅守工作崗位、善盡社會責任。

一、善盡照護之責

就臨床醫療服務而言，臺大始終以救治「急、重、難、罕」患者為使命。張上淳副校長表示，根據國家傳染病防治醫療網規劃，疫情發生時各區本有專責應變醫院，台北區是和平醫院，但無法收治重症，因此若遇重症患者便優先由臺大接手支援，擔負起照護重任。而在二〇二一年五月疫情大量進入社區，醫療最為捉襟見肘的頭一個禮拜，臺大也和其他醫院一樣，根本不具備足夠的負壓隔離病房，但仍得收治不斷送進來的確診病人，誠如影像醫學部主任陳世杰形容的「子彈跟武器都不夠充裕還是得打仗」，只能邊收邊改、且戰且走，全院上下齊心盡力讓足以圍堵疫情的應變在一週內完成。

相較於醫療體系完善的都會區，偏鄉地區資源匱乏，一旦病例擴散，恐將造成更嚴重的衝擊。除了大家熟知的中山南路、常德街的院區之外，過去臺大也已將照護之手伸入金山、竹東、雲林等地。「健康是最重要的人權，我們希望打造一個更健全的醫療環境。」吳明賢院長指出，提升偏鄉的醫療水準也是臺大醫院的社會責任之一。

二、教學不中斷

躋身世界一流的大學醫院，臺大在疫病時期的教學也從未中斷過。教學部主任盛望徽指出，為了保障學生的受教權並兼顧師生們的健康，一方面啟動了線上教學模式，也和醫學院共同教育中心發展出線上測驗。另一方面，考量醫學院老師會到醫院上課，或者可能在醫學院接觸到前往醫院實習的醫學生，因此院方也為他們爭取施打疫苗的機會，同時也提供了個人防護裝備及相關防疫訓練課程。至於學生端，「非常感謝院長一開始就願意用他的高度來做說明，向大家保證醫院會盡可能做好照顧和保護。」同時在常規教學之外另加開疫病課程，幫助醫學生更認識此一新興疾病；儘管學生並不需要站到醫療最前線，院方亦設計了防護衣穿脫訓練課程與實際操作，強化防疫素養之餘，也讓他們了解到醫院確實已採取了相對應的措施，盡最大努力將感染風險降至最低，減少恐慌和疑慮。

三、持續累積研究成果

「當我們對病毒知道得越多，在對抗它時就會更有信心！」由高嘉宏副院長領軍成立的科學防疫小組，則善用了過去院內所積累的醫療知識和研究等基礎，對COVID-19持續進行許多研究，其中也包括疫苗混打接種和治療藥物等臨床試驗。透過科學證據的支持，給予確診患者更妥善的醫療照護，也為社會大眾建立正確知識，且相關研究成果亦可供政府作為防疫政策上的參考。在二〇二一年年中至年底疫情嚴峻期間，科學防疫小組總共召開十餘場與新冠肺炎相關之記者會，均全程採用視訊方式舉辦。比起實體記者會，線上記者會不僅可讓更多媒體記者直接參與，且不必進入高風險的醫院進行採訪，更讓記者們感到安心，也因此獲得媒體記者的一致好評。負責主辦媒體記者會的公共事務室在疫情逐步解封後，因此持續舉辦實體與視訊雙軌並行的記者會，讓臺大醫院的醫療成果發表更具傳播力。

二〇二二年十月，西址疫病專責病房更將先前一年多的努力和經驗完整記錄成冊，出版《COVID-19臺大醫院診治及照護經驗》一書無私分享，讓日後相關人員或其他醫療工作團隊有所依循。護理部主任胡文郁補充，做為醫學中心的護理單位，責任不僅止於照護服務，同樣也包含了教學與研究工作。遂在歷經抗疫一戰後迅速動員編纂，希望將此寶貴實務經驗傳承共享。

此外，身為準醫師的醫學系畢業生們，雖無法投入第一線的照護工作，卻也沒缺席，以另一種方式參與了防疫陣線。教學部主任盛望徽表示，一群醫學系與公衛系學生自願運用課餘時間，無償地協助將疾管署的各式防疫指引，以及口罩實名制、口罩地圖、疫調、入境檢疫、電子圍籬等各式台灣防疫作為翻譯整理成英文，也成立了學生記者團隊撰寫新冠肺炎疫情專題的英文文章，並和電資學院電信所研究生合作，藉由架設「Fight COVID Taiwan」網站將上述資訊散播到國際間，發揮學生的影響力，亦備受衛福部的肯定。

吳明賢院長表示，將醫療服務做到最好、透過教學研究培養未來的醫學人才、改善未來的醫療品質，一直都是臺大堅持不懈的目標。但他期許能踐行更高層次的社會責任：持續扮演溝通橋樑的角色落實，與政府單位良好溝通，對全民健保和全國醫療政策提出前瞻性的建言，實現「健康至上」的價值。

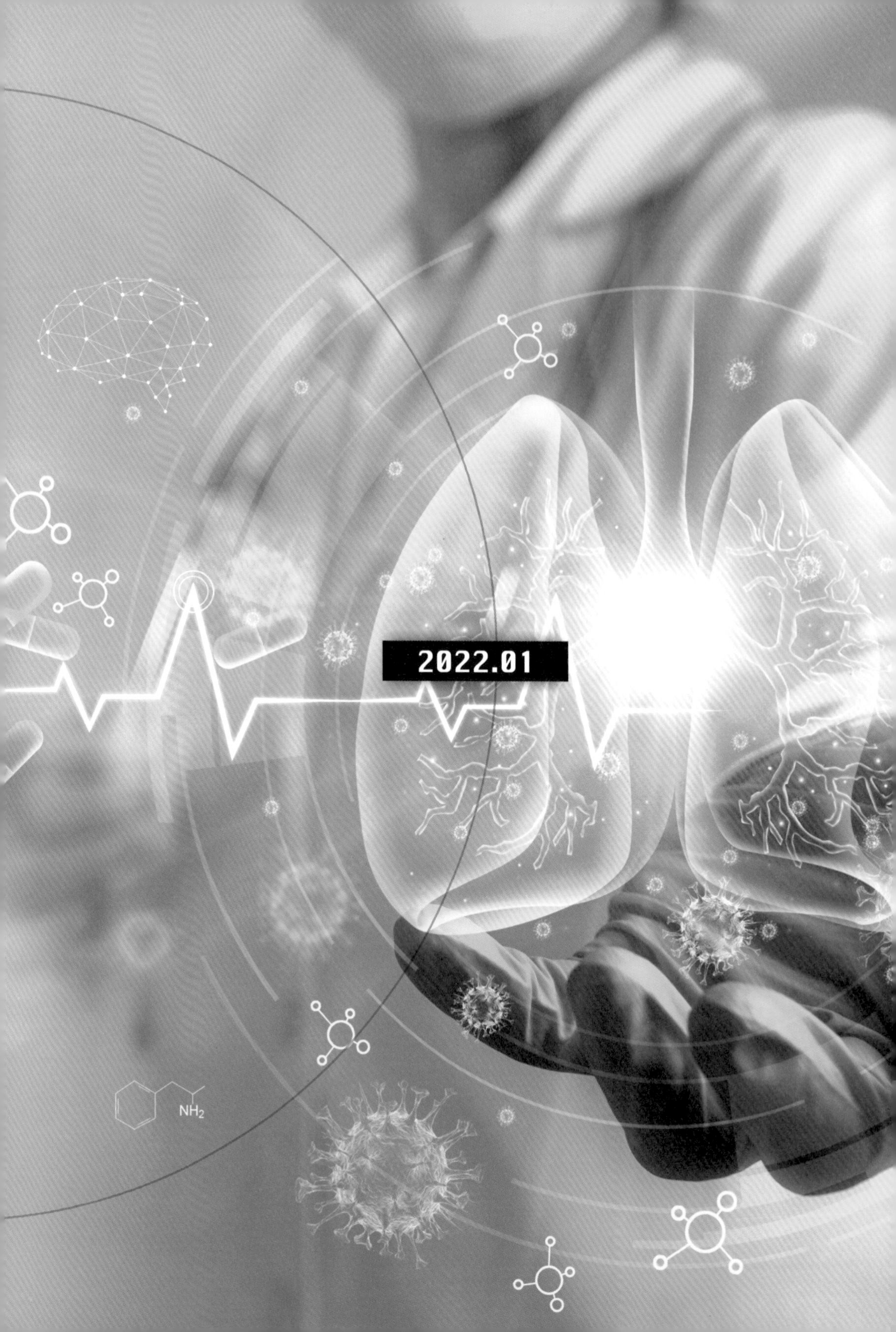
2022.01
NH2

PART 5

這場看不見的戰爭，翻轉了醫療產業

自二〇一九年底發生的 COVID-19 新冠病毒大流行至今，再再衝擊著全世界的產業、經濟活動和人類的日常，醫療照護體系也面臨了極大的挑戰。從初期防疫所需的醫療器材產品與人力調度，到治療藥物、疫苗研發、防疫機制等，無不催化著醫療必須加快腳步，也帶來了翻天覆地的改變。除此之外，舉凡疫情下的探病、訪客、陪病規範，以及病患的就醫行為，也打破了過去我們所習以為常的模式，這些轉變是好是壞，該如何看待？

有別於面對病毒的頭一兩年人類致力加以防堵、企圖將之消滅，如今各國專家學者發現它已不太可能消失，未來將朝向流感化發展。假使真是這樣，在無法百分之百預防或治療感染的情況下，隨著病毒不斷進化突變帶來的高度傳染性，人們是否能與病毒和平共存？為了確保健康，防疫生活又會是呈現如何的樣態？

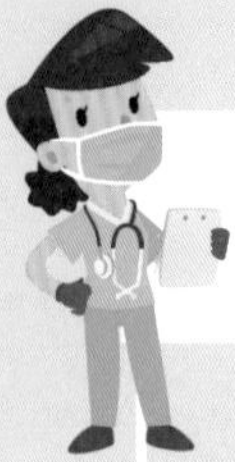

本單元受訪者名單

（以下排列根據內文首次出現先後順序）

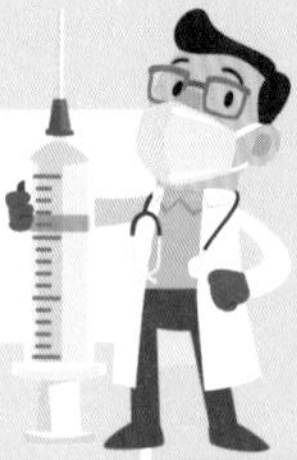

李鴻春－臺大醫院護理部 7C 護理長
吳明賢－臺大醫院院長
高嘉宏－臺大醫院副院長
陳石池－臺大醫院前院長
婁培人－臺大醫院副院長
張皓翔－臺大醫院家庭醫學部主治醫師
賴逸儒－臺大醫院副院長
高淑芬－臺大醫院副院長
黃立民－臺大兒童醫院院長
陳宜君－臺大醫院感染管制中心主任

●註：受訪者之部門與職稱以疫情期間為準

截斷無孔不入的傳播，病毒扭轉傳統陪探病文化

家屬陪同住院、親友至醫院探病，素來是華人社會裡獨特的禮儀文化之一，被認為是向病患表達支持與關懷的一種方式。但COVID-19的來襲，使得各地醫院不得不對訪客與陪病管理政策做出重大改變。

臺大自二〇二〇年元月二十五日首先以戴口罩、體溫監測等措施，落實醫院入口管制，並逐步因應疫情發展提高強度。像是三月起即限縮探病，住院陪病與探病者需利用預約系統填答資料並完成預約；四、五這兩個月，無論是加護病房或一般病房幾乎已禁止探病；直到六月有實聯制登記措施後，始開放探病但有次數與人數上的限制；待隔年五月本土爆發大規模新冠疫情，則嚴禁家屬探病，並啟動陪病證管理機制，以降低來自社區的感染者因探訪進到病房，而將病毒傳染給住院病患和

院內醫護人員的可能性。

然而，上有政策下有對策。由來已久的傳統畢竟已根深蒂固，短時間內難以全面轉變，不遵守規定硬闖病房的行為時有所聞。7C護理長李鴻春回憶，當時家屬會運用各種機會來探望病人，例如自行影印陪病證或從停車場直接進入，醫院警衛也為此疲於奔命；後來為防堵家屬伺機探病，遂將陪病證統一收置在護理單位，也因此和家屬及病人有些微摩擦。身為最直接接觸的照護者，護理師除了在確診患者病況危急時，必須回應家屬對疫情相關的提問，安撫每位陪病者的不安與焦慮情緒之外，也要協助教導及衛教QR Code預約，說明陪病及探病相關規則；一邊照護病況的同時，更要接聽電話回覆來自各地家屬的種種問題。

從陪探病管制做好把關，僅僅只是第一步；為杜絕病毒自社區進入院區，第二個舉措即是為病患及陪病者做篩檢。吳明賢院長表示，由於陪病家屬會頻繁往返社區和醫院，臺大很早便注意到醫院的感染源其實來自社區，因此在政府尚未提供公費篩檢時，院方即已支用專款為住院病人和陪病者進行採檢，期能盡量減低病毒散播的風險。

不過，儘管醫院端希望防疫工作能達到滴水不漏的境界，但病毒透過人與人之間的接觸，同樣亦是無孔不入。高嘉宏副院長坦言，在強調人身自由的民主體制下，要完全管控人們的行為確實有其困難之處。「就像疫苗，現在還是有一部分的人不願意施打，我們也只能道德勸說無法強迫。所以，在防疫管理上如果可以採取更人性化的角度，讓大家了解某些作為不只能保護自己也可以保護別人，應該可以幫助把這道防火牆構築得更好！」

逛醫院、急診病床塞大廳！打破就醫陋習

台灣的全民健保制度提供了便宜又便利的醫療資源，讓大多數民眾得以無後顧之憂地就醫或接受治療，因而形成「逛醫院」拿藥、檢查的現象。過去在臺大，更不乏患者為了排到病床，已將急診室塞爆還不夠，往往得延伸到大廳苦苦等待床位。

在COVID-19肆虐過後，醫院改為定點進出、查驗健保卡或身分證件、採行

預約制及限制探病等措施，既有助於感染管控、防治疫情，相對也紓解了從前臺大醫院人滿為患的景象。前院長陳石池提到，長久以來醫院現場總是一大早六點鐘，甚至天未亮便擠進不少人排隊等候掛號，為了搶掛號更衍生出代排的「黃牛文化」，有些病人還不時發生爭吵，醫院只好出動警衛維持秩序，造成相當大的困擾。因疫情之故，院內不再開放民眾現場掛號，加上大家戒慎恐懼、不敢到醫院，上述問題遂循勢而解。

「從前，只要走進醫院大門，就可以看到滿滿、滿滿都是急診病人，就算塞得水洩不通也情願留在那邊等！」婁培人副院長描述，疫情之後急診暫留的人數明顯變少許多，大家終於對「有必要性才住院」形成了共識，也體會到醫院本來就是一個充滿風險的環境。他也觀察到，以前院內有很多不辭辛苦、舟車勞頓從中南部北上就診的病人，在疫情嚴重衝擊北台灣的那段時間裡，遠地就醫的比例降低了，「能夠就近在適當的醫療機構接受服務，是好事。不過台灣醫療難免還是存在城鄉、南北差距，有時還是會有延誤診療的情況。」另外，也有些病患比照一般消費行為，抱持著貨比三家不吃虧的就醫心態，因而習於遊走於醫院間四處問一問、看一看的現象，也獲得改善，讓非疫病的輕症患者不再過度集中於本應處理手術或重症的醫學中心。

不過，凡事皆有一體兩面。出於害怕染疫不敢進到醫院的心理，也可能錯失了其他疾病治療的黃金時機。臨床上專長診治頭頸部腫瘤的婁培人副院長表示，已碰到好幾位應定期追蹤的病人未到醫院回診，導致疾病控制不佳，或是拖了幾個月才回到門診，「也許本來是第一期，拖著拖著變第三期，病情反而更嚴重了。」家庭醫學部主治醫師張皓翔也說，疫情緊繃時不敢外出、到院看病，對銀髮族的影響甚鉅，特別是不願接種疫苗的人，寧可選擇不出門以降低風險，最後卻因缺乏運動而逐漸演變成失能。「已經有好幾位個案，本來還可以坐公車來醫院或拄著拐杖走進診間，宅在家半年後，結果現在已經走不動了。」過猶不及都會帶來反效果，但好消息是，隨著健保署已放寬視訊診療照護條款、擴大適用對象，一般門診病人目前也能享受視訊遠距看診服務，兼顧防疫安全與健康的生活品質。

走出本位思考，全院上下齊心抗疫

在龐大的組織裡，業務繁多，功能單位必須分工得更為精細，以增進工作效能，然而專業的分工也往往容易導致各部門站在本位角度思考，造成隔閡。對擁有一萬餘名員工的臺大醫院而言，或多或少也會面臨類似的狀況。先莫說本位主義，在日常繁忙工作之餘，單單是和其他單位熟識都有困難了。

然而，對抗造成大流行的新興病毒，團隊合作、保持良好的溝通和靈活性至關重要。意識到這點，臺大在一開始即針對疫災應變迅速擬訂計畫，將各個科部單位納入並以功能編組方式運作。高嘉宏副院長表示，儘管此功能群組分為計畫部、執行部、後勤部等組別，也有個別的主要任務，但並不像名稱上如此涇渭分明，「比方我負責的雖然是計畫部，其實工作項目牽涉到全院各單位。」編組乃是為了先把院內人力、設備、資源做最妥善的分配和運用，之後全院遂瞄準「抗疫」這個共同目標齊心協力，過程中則須發揮團隊精神互相配合、協調、支援。「能夠眾志成城、讓每個單位都動起來，很重要，需要大家保有設身處地思考的同理心。」

副院長婁培人也提到，當所有人心都能夠團結一致，共同面對並處理問題，不論再大的困難都可以度過。他肯定院內絕大多數同仁不但具備優秀的能力，也有認真積極的態度。不過，「有形、看得到的敵人容易防範，無形的敵人難防，比方說『人心』。」在一個人數龐鉅的機構裡，難免會出現些許不同的聲音，有時甚而打擊內部工作士氣。「適時了解、安撫員工心情，讓大家都能同心戮力，這確實是我們一個非常大的挑戰。」

有句話說：「一個團隊，不是一群一起工作的人，而是一群相互信任的人。」吳明賢院長指出，在這場疫戰中確實最需要每一個人彼此信任，院方或許不能百分之百滿足所有人的需求，但已盡可能做到全盤性的考量。賴逸儒副院長補充，有時變化實在來得太快，不免會出現未臻完善的缺憾，需要不斷滾動式調整因應，所幸每一次經內部檢討過後，下一次都能做得更好。「基本上，臺大人還是具備了一定程度的素質，大部分都願意犧牲個人的不方便來成就目標，遇到困難也會盡力想辦法解決。特別是在疫情最嚴峻時，大家竭盡所能讓急診可以維持、沒有關閉，現在想想這是很不容易的。」

自三級警戒期間於急診收治超過百位確診個案、緊急加開專責病房，乃至後來參與市民疫苗的接種，臺大經此一「疫」，不論是醫師、護理師等各類醫事人員，乃至總務、工務等行政後勤單位，皆無分單位攜手合作。對此有深刻體會的副院長高淑芬笑說，「很多醫師開玩笑說以後要找總務簽核、幫忙應該會變得比較容易，因為大家在這個過程中都混得很熟了！」儘管疫情有如照妖鏡般，反射出不少人性醜惡，但或許也是醫療體系破除部門藩籬的絕佳契機。

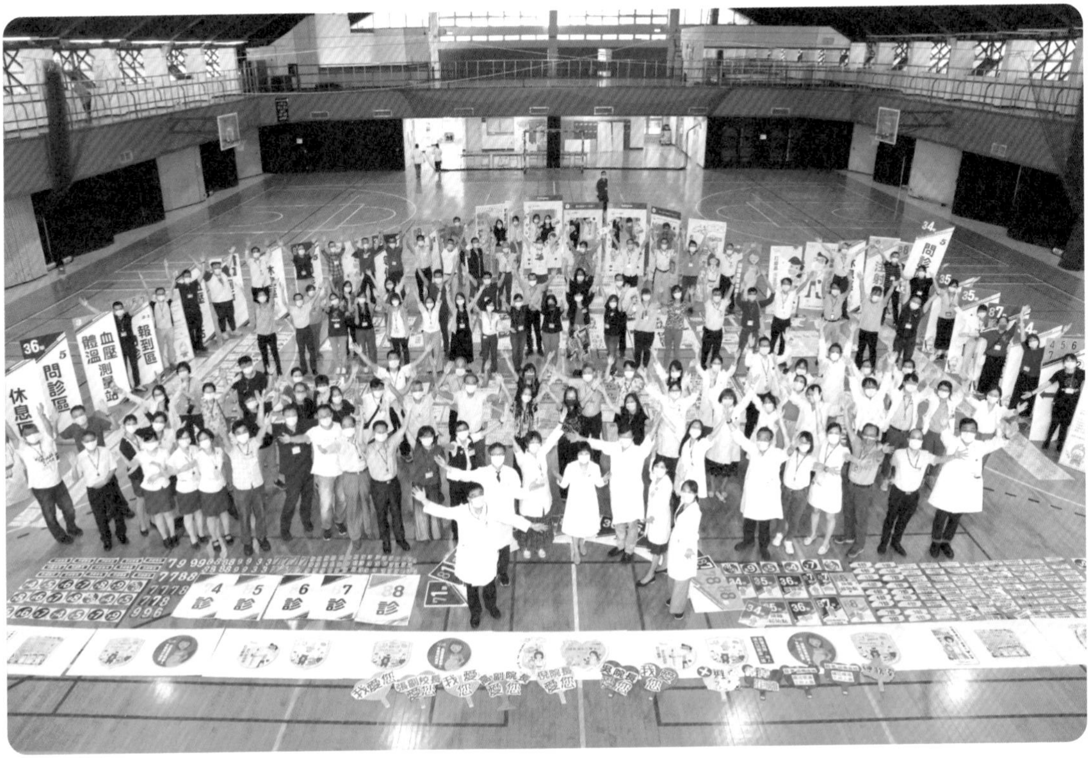

臺大經此一「疫」，不論是醫師、護理師等各類醫事人員，乃至總務、工務等行政後勤單位，皆無分單位攜手合作。

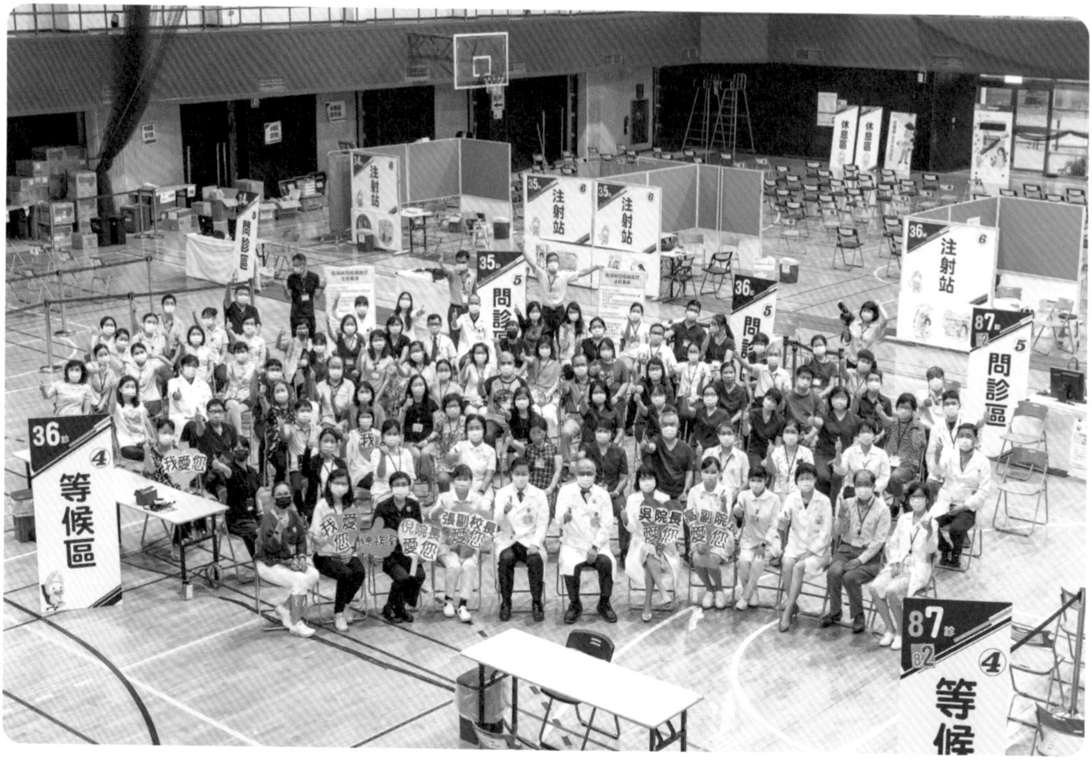

市民疫苗工作團隊在疫苗注射場館——臺大醫學院體育館的合影。

與病毒共存，篩檢、變動成為新常態

在新冠肺炎疫情發展初期，有相當的重症或死亡率，而沒有特效藥的背景下，台灣積極執行防堵，並以「清零」為目標，成功阻擋了Alpha和Delta等新冠病毒變異株的侵襲。期間政府採購疫苗供民眾接種，取得抗病毒藥物以治療中重度病人及高危險族群。二〇二二年面對傳播力極為強大的Omicron，因為大家已接種疫苗，雖然出現不少突破性感染案例，但是重症或死亡率大幅下降。因應國際疫情走向持久化，為使社會回復正常運作，加上抗病毒藥物準備量較充裕，台灣逐漸調整轉向與病毒共存，逐漸放寬相關的管制措施。二〇二二年四月七日中央流行疫情指揮中心防疫記者會上，與會的臺大醫院院長吳明賢亦表示，整體作戰方向應改為「重症清零、保持醫療量能」。

隨著指揮中心自五月二十六日起宣布開始實施「快篩陽性即確診」後，隔離和自主防疫措施與快篩檢測便成為控制疫情、降低社區傳播風險的重要方法。臺大醫院副院長賴逸儒認為，在有效的藥物完全發展以前，運用篩檢來圍堵病毒將會是常態，「疫苗可以增加保護力，免於住院、重症和死亡的威脅，但不保證不會再受到感染。除非完全流感化，也就是一旦感染，能有適當的藥物可以服用。」尤其醫院端更需要嚴謹的管控，病人與陪病者進出病房還是得進行篩檢。

快篩進入日常生活．陽性即確診

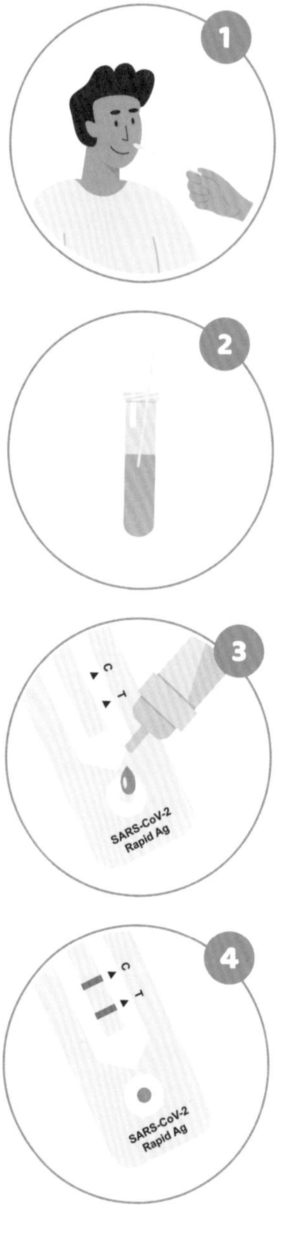

疫情大流行之初，有專家曾主張「透過大量染疫和施打疫苗，可建立群體免疫」，認為當夠多人獲得免疫力後，病毒便難以再繼續傳播，人類即可早日恢復正常的生活，但目前看來可能會受到推翻。臺大兒童醫院院長黃立民指出，當時的推論乃是根據過去其他病毒的經驗而來，發現自然感染和施打疫苗能產生有效且較長久的群體免疫力，但是「冠狀病毒實在變得太快了，大概每隔半年就會發生一次變異。群體免疫力會有，可是能維持的時間很短，或許一兩個月整個群體對病毒的免疫力就消失了。」

臺大醫院感染管制中心主任陳宜君亦強調，國外的經驗告訴我們疫苗沒辦法避免感染，所以「非藥物介入措施」（Non-Pharmaceutical Interventions, NPIs），包括勤洗手、戴口罩或保持社交距離等，仍然是非常重要的一環，國際專家也一直如此強調。「諸多歐美國家每當疫情得到控制時，就會主張疫苗成功、放鬆非藥物介入措施。但最後發現，每三～六個月就會再迎來一波新的疫情，而且是傳播力越來越強的變異株。」因此，她呼籲每一個人應力行防疫新生活，也就是從養成個人衛生習慣做起。面對疫情同時要習於「朝令夕改」，也就是靈活應變，畢竟疫情詭譎多變，相關防疫規定都必須即時滾動調整，無論是醫療人員或民眾都要更快地適應隨時變動的政策和做法。

既然清零已不可行，我們真的可以和不斷變異的病毒共存嗎？吳明賢院長指出，目前台灣確實已符合三大與病毒共存的條件，包括疫苗覆蓋率初步達標，抗病毒藥物和篩檢量能也都準備充足，再加上有監測系統掌握社區感染狀況。然而，共存並非消極不作為、「躺平的共存」，而是要做好長久備戰的措施。「這是一場持久戰，醫療體系最重要的是要有打長期戰的準備，但也要兼具可以隨時做調整的應變能力，例如人力、病房，甚至制度、資源上的重新分配。」亦即吳明賢常說的保持韌性與彈性。喜愛閱讀歷史的他，也透過人類演化的歷程做出提醒：「並非最強的能存活下來，而是最能適應環境變遷並做出改變者得以存活。」

醫院門禁管制到何時？疫苗打幾劑才夠？

在COVID-19大流行之後，人們的生活方式或工作都受到很大的波及，包括過去總是向民眾敞開大門的醫院，必須實施門禁管制；疫苗施打成了全民運動，從原本施打兩劑、三劑到第四劑，甚而以原型株加上變異株製作而成的莫德納BA.5雙價次世代疫苗，在二〇二二年十一月九日也到貨了。許多人都在問：「我們到底什麼時候才能看到疫情邁向終點，未來幾年內人們能回到原來的生活狀態嗎？」

臺大兒童醫院院長黃立民坦言，有些作為的確不容易在短時間內取消不做，「各種感控措施大概會永遠在我們的身邊，不再像以前那麼方便！」舉凡出國需檢視疫苗證明文件，或是陪、探病、洽公的人都必須在出入口經管制查驗後才能進入院區，而住院與陪病者也需於入院前進行PCR和抗原快篩（二〇二二年九月一日起，指揮中心已改成可於入院當天使用家用快篩篩檢）。

面對疫情社區化，臺大醫院感染管制中心主任陳宜君則說，到底是要持續保持完美（Zero-COVID），還是要更務實地往前走，其實很矛盾，因為前者要投入的額外成本實在太高。在疫苗接種率提高及藥物供應充足的前提下，有些措施勢必會有所調降，但醫院仍要做更全面的考量。比方說，免疫不全的病患即使接種了疫苗，還是無法產生足夠的保護力，這時醫院就得持續採行額外的作為來保護他們，像是入口管制。「有些醫院或許可以在病房做管制，不過臺大醫院比較特殊，全院有89個單位，假如每個病房都要指派人員來做門禁管制，是有困難的。」她指出，決策本就不易，不僅需要智慧，也要大家有共識並且是合理可行的。

至於在疫苗接種策略上，由於Omicron亞型變異株BA.5的出現，使得疫情又有升溫之勢，黃立民建議每個人都應接種「次世代疫苗」，以控制疫情可能再次擴大。「所謂的次世代疫苗，包含了武漢株及Omicron變異株兩種病毒抗原，相對可以獲得比較好的免疫力。我們期待保護力看能不能拉長到半年以上，這樣就可以減少重新施打疫苗的時間，也希望如此一來，可以降低重症或死亡的比例。」

新興傳染病威脅仍在！後疫情時代的新課題

新冠疫情尚未止歇，二〇二二年五月，復於英國發現多起猴痘病例，隨後在歐洲、美洲、亞洲、非洲和澳大利亞等地區也陸續發現疫情。七月二十三日，世界衛生組織更宣布二〇二二年猴痘疫情已被列為「國際關注的公共衛生緊急事件」。原以為我們即將進入後疫情時代，但目前看起來新興病毒威脅似乎不會間斷，

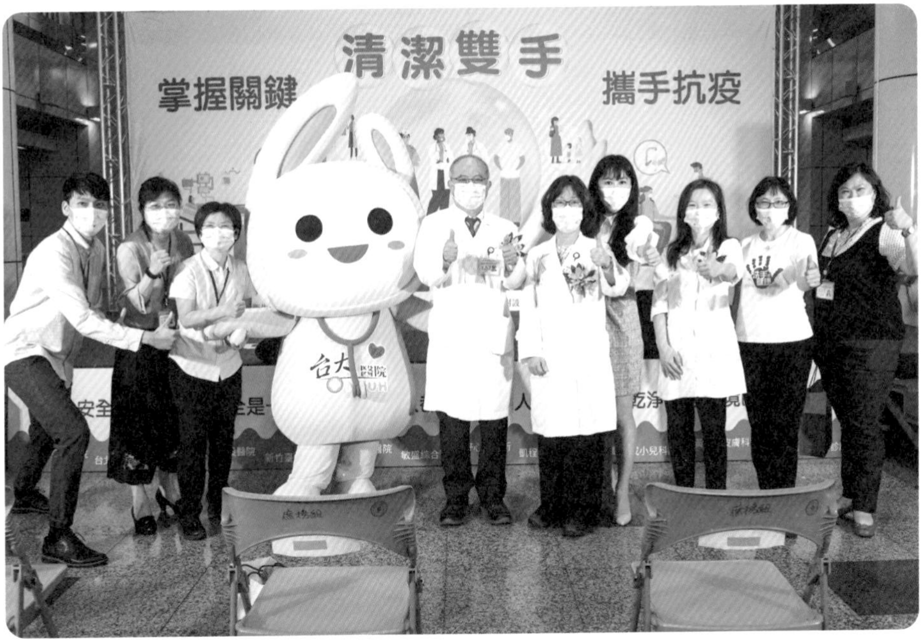

世界手部衛生日，院長吳明賢與團隊，共同宣導清潔雙手，攜手防疫。

全球人類仍暴露在健康風險之中。我們該如何自處？

臺大兒童醫院院長黃立民認為，首先最重要的，是每個人都要留意、掌握所有和疫情相關的資訊，並了解傳染病該如何預防，譬如猴痘可能會透過性接觸傳染。另外，當政府推行疫苗接種時，符合資格者應配合期程規劃接受疫苗注射，以及將防疫基本功內化為日常生活的一部分。

面對新興傳染病，臺大醫院感染管制中心主任陳宜君強調應「充分準備，不要心存僥倖」，包含醫療人員、非醫事人員、行政人員、外包人員的感染管制教育，仍必須持續執行，並將正確的防疫訊息和知識傳達給自己的家人、及病人與陪病者。鼓勵大家，透過專業知識，保持警覺，照顧好自己，並透過人際網絡影響他人，共同建構一個健康的社會。

吳明賢院長則以歷史角度說明，傳染病或瘟疫其實從未離開人類的社會，像是鼠疫在世界上就曾有過三次大流行。大規模傳染病固然帶來災難，但也可能產生正面的影響。譬如十四世紀中葉由鼠疫引起的黑死病，導致歐洲有三分之一人口死亡，但也促成了文藝復興並加速農奴的解放，同時把過去人們習於以神學來解釋醫學，轉而探索如何用理性的科學尋求解決辦法。同樣地，新冠病毒對人類的生活、經濟、社會，特別是醫療方式，無疑都造成很大的衝擊，但「危機就是轉機，我們應趁此機會思考我們未來該用什麼方式生活、醫療體系該有哪些發展，以及大家是不是都已經做好準備，這才是真正的超前部署。」

致謝

感謝協助與提供資料或受訪的臺大醫院醫療及行政團隊

（依據姓氏筆畫排序）

丁　菱	臺大醫院感染管制中心醫事檢驗師
王心忻	臺大醫院總務室組長
王佑平	臺大醫院護理部6E1加護病房護理師
王治元	臺大醫院內科部副主任
王亭貴	臺大醫院副院長、企劃管理部主任
古世基	臺大醫院內科部內科加護病房主任
朱蓁蓁	臺大醫院藥劑部門診調劑組組長
江蕙羽	臺大醫院護理部6E1加護病房護理師
何世軍	臺大醫院資訊室資訊工程師
何奕倫	臺大醫院內科部主任
何淑媛	臺大醫院檢驗醫學部病毒檢驗組組長
吳明賢	臺大醫院院長
吳美華	臺大醫院護理部6PE護理長
吳謹廷	臺大醫院感染管制中心醫事檢驗師
呂俊毅	臺大醫院小兒部主治醫師
李怡嬅	臺大醫院護理部產後病房護理長
李旺祚	臺大醫院小兒部主任
李婉瑜	臺大醫院總務室副管理師

李鴻春　臺大醫院護理部７Ｃ護理長

沈書甄　臺大醫院護理部６Ｅ１加護病房專科護理師

周文堅　臺大醫院檢驗醫學部主任

尚榮基　臺大醫院資訊室協理

林利恩　臺大醫院護理部６Ｅ１加護病房護理師

林育菁　臺大醫院人事室專員

林孟璇　臺大醫院護理部６Ｅ１加護病房護理師

林春成　臺大醫院總務室組長

林柏彰　臺大醫院檢驗醫學部醫事檢驗師

林美淑　臺大醫院企劃管理部副主任

林培倫　臺大醫院護理部６Ｅ１加護病房管理師

林綉珠　臺大醫院護理部副主任

林慧姬　臺大醫院感染管制中心護理師

邱瀚模　臺大醫院健康管理中心主任

邵沛瑜　臺大醫院護理部５Ｅ３專責病房護理師

姚呈政　臺大醫院資訊室資訊工程師

施景中　臺大醫院婦產部主治醫師

洪儀珍　臺大醫院感染管制中心護理師

胡文郁　臺大醫院護理部主任

胡勝倫　臺大醫院資訊室資訊工程師

唐榛樣　臺大醫院護理部６Ｅ１加護病房護理師

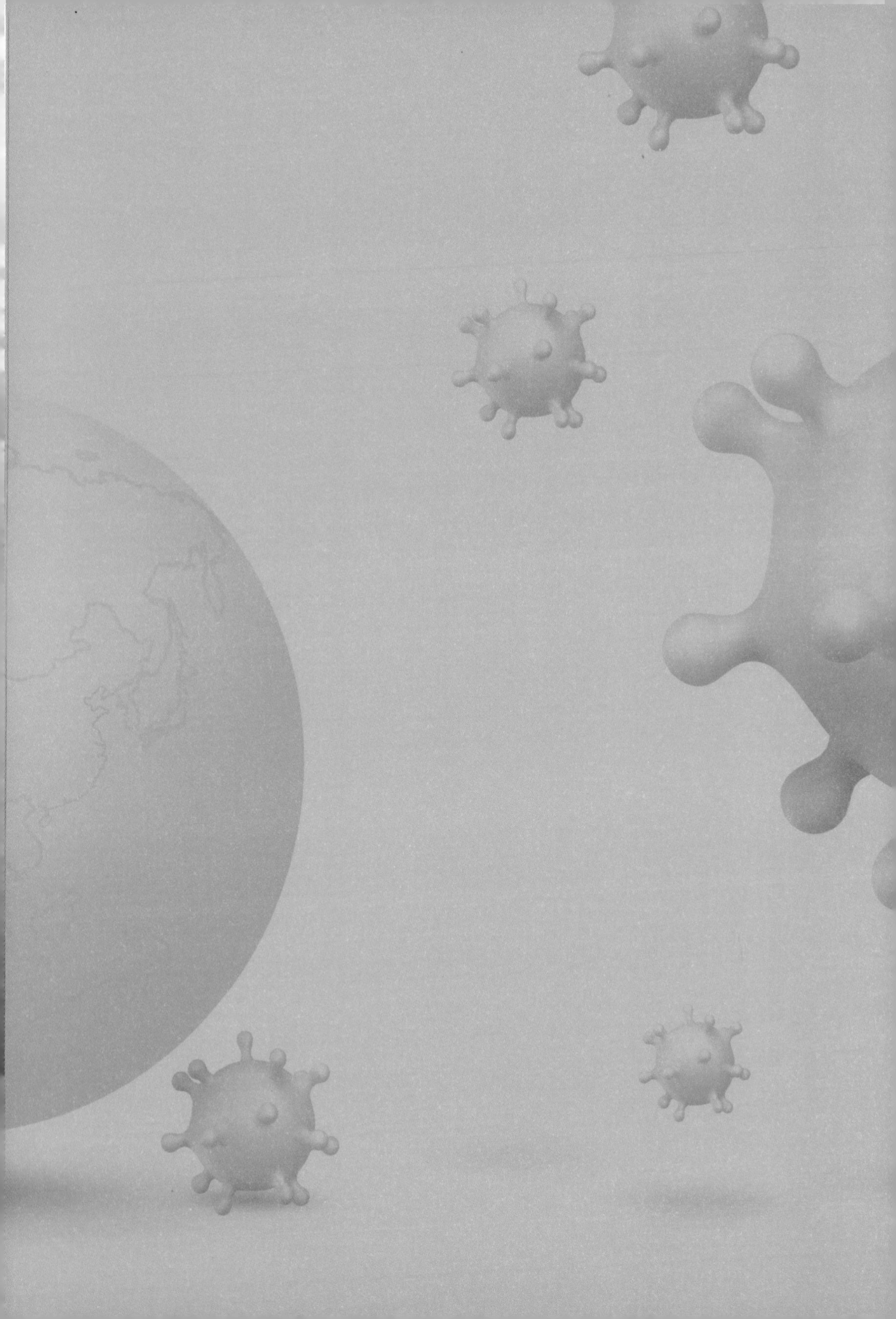